CONTRIBUTION A L'ÉTUDE

DE LA

LUMIÈRE ET DE LA CHALEUR

CONSIDÉRÉES COMME CAUSES DE MALADIES DES YEUX

CHEZ LES VERRIERS PRINCIPALEMENT

(Notes prises à la manufacture des glaces de Saint-Gobain)

PAR

Jules-Constant LEFRANC

DOCTEUR EN MÉDECINE DE LA FACULTÉ DE PARIS

ANCIEN INTERNE DE L'HOTEL-DIEU DE LAON (AISNE)

PARIS

ALPHONSE DERENNE

52, Boulevard Saint-Michel, 52

1883

CONTRIBUTION A L'ÉTUDE

DE LA

LUMIÈRE ET DE LA CHALEUR

CONSIDÉRÉES COMME CAUSES DE MALADIES DES YEUX

CHEZ LES VERRIERS PRINCIPALEMENT

(Notes prises à la manufacture des glaces de Saint-Gobain)

PAR

Jules-Constant LEFRANC

DOCTEUR EN MÉDECINE DE LA FACULTÉ DE PARIS

ANCIEN INTERNE DE L'HOTEL-DIEU DE LAON (AISNE)

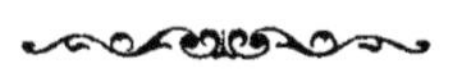

PARIS

ALPHONSE DERENNE

52, Boulevard Saint-Michel, 52

1883

A MON PÈRE, A MA MÈRE

Puisse ce faible témoignage d'affection vous récom-
penser des sacrifices que vous vous êtes imposés
pour l'éducation de vos enfants.

A LA MÉMOIRE DE MON FRÈRE PAUL

A MON FRÈRE ET A MA SŒUR

A MES CAMARADES ET A MES MAITRES

De l'Association des anciens élèves de l'Institution Saint-Charles-
de-Chauny (Aisne)

A LA MÉMOIRE DU DOCTEUR LEJEUNE (DE L'AISNE)

A MES CONFRÈRES

De la Société locale des médecins des arrondissements de Laon, Vervins
et Château-Thierry

A MES MAITRES DES HOPITAUX DE PARIS

A M. LE DOCTEUR PAUL BLANQUINQUE

Médecin en chef de l'Hôtel-Dieu de Laon

ET

A M. LE DOCTEUR HUGOT

Chirurgien en chef de l'Hôtel-Dieu de Laon
Chevalier de la Légion d'honneur

A MON PRÉSIDENT DE THÈSE

M. LE DOCTEUR PANAS

Professeur de clinique ophthalmologique à la Faculté de Médecine de Paris
Chirurgien de l'Hôtel-Dieu
Chevalier de la Légion d'honneur

A MES PARENTS ET A MES AMIS

CONTRIBUTION A L'ÉTUDE

DE LA

LUMIÈRE ET DE LA CHALEUR

Considérées comme causes de maladies des yeux

CHEZ LES VERRIERS PRINCIPALEMENT

(Notes prises à la manufacture des glaces de Saint-Gobain)

AVANT-PROPOS

Pendant tout le cours de mes études médicales, j'avais noté avec le plus grand soin les faits et les observations qui m'avaient semblé présenter quelque intérêt, et je me proposais de puiser plus tard à cette source pour rédiger ma thèse inaugurale. Mais amené par les circonstances à observer les ouvriers verriers de la manufacture des glaces de Saint-Gobain (Aisne), autorisé à suivre tous leurs travaux, appelé parfois même à leur donner des soins, je fus nécessairement à même de faire nombre de remarques très intéressantes sur l'hygiène de cette classe intéressante d'artisans. Aidé et encouragé dans mes recherches par la bienveillance du Directeur (1) et du sous-Directeur (2) actuels,

1. M. Alfred Biver, chevalier de la légion-d'honneur. Directeur de la manufacture des glaces de Saint-Gobain.

2. M. J. Henrivaux. Sous-directeur de la manufacture des glaces de Saint-Gobain.

j'avais réuni déjà une assez grande quantité de matériaux
pour servir à l'histoire des maladies des glaciers. C'était là
un sujet neuf, n'ayant point encore tenté la plume des
médecins qui depuis quelques années s'occupent si active-
ment du bien être physique et moral de la classe ouvrière ;
à peine ébauché dans les livres classiques et me souriant
d'autant plus qu'il pouvait peut-être me permettre d'être
utile aux ouvriers de mon pays d'adoption, et d'écrire surtout ce travail, en partie, sur les indications et d'après
les conseils de mon père, médecin de cette célèbre usine.

Mais pour mener à bien cette étude, il m'eut fallu beaucoup plus de temps; de nouvelles recherches étaient nécessaires, et je vis bientôt que pour ne pas succomber à la
tâche, il fallait me restreindre.

Peut-être, plus tard, si la clientèle me laisse un peu de
loisir, reviendrai-je sur ces données, et trouverai-je au
classement de ces matériaux quelque nouvelle satisfaction.
En attendant, je n'aborderai qu'une partie de l'hygiène des
individus employés au coulage des glaces, et je considére-
rai quelle part la chaleur et la lumière peuvent avoir sur
l'étiologie des maladies des yeux chez ces ouvriers. Si l'on
me reprochait de limiter mes investigations à une seule profession, je ferai remarquer le nombre considérable de circonstances où les yeux sont exposés à une lumière et à une
chaleur plus ou moins fortes, naturelles ou artificielles, et
partant l'importance de la question. J'aurais été obligé de
rechercher quelle influence ces deux agents peuvent avoir
sur l'acuité visuelle de tous ceux qui travaillent sur des
objets fins et plus ou moins éclairés : les écoliers, les hor-
logers, les couturières, etc; j'aurais dû voir si tous ceux

qui par métier ou par leur nationalité sont influencés par
le rayonnement d'un foyer ardent, par l'action d'un métal
en fusion, par les rayons du soleil ne comptent pas un
nombre plus considérable d'aveugles ou d'amaurotiques.
J'aurais dû rechercher quelle action la réverbération de là
neige peut avoir sur l'organe de la vision chez les peuples
du Nord ; enfin j'aurais eu à étudier tout au long ces effets
chez les électriciens et chez les personnes maintenant si
nombreuses qui se servent de la lumière électrique, et
incidemment à reprendre les quelques observations rapportées de cécité due aux éclairs et à la foudre. Or, dans tous
ces cas que je viens de signaler rapidement, il existe une
foule de circonstances accessoires qu'il eut tout d'abord
fallu séparer bien nettement. Il est incontestable, en effet,
que si les écoliers par exemple, doivent quelques maladies
d'yeux à l'irritation produite par la lumière, ce n'est pas
la lumière seule qu'il faut incriminer. Qui ne sait que
les enfants ont la pupille dilatée (ce qui les prédispose
au larmoiement, à la photophobie) ; que leurs organes
non encore complètement formés sont souvent trop tôt
exposés à cette influence ? Le mode d'éclairage, la
lumière trop intense, trop faible ou mal réglée, le mo-
bilier disproportionné à la taille, la disposition des
tables, des tableaux, des cartes, les caractères des livres
imprimés trop fin, le genre d'écriture, la convergence des
yeux, les efforts d'accommodation, la position penchée de
la tête, la compression des veines du cou et de l'abdomen,
etc., ne doivent-ils pas tout d'abord préoccuper l'hygié-
niste ? N'est-il pas raisonnable de penser que les cultivateurs et les vignerons, s'ils sont souvent atteints de cécité,

du moins on le dit (Petit de Lyon) (1), doivent ce fâ-
cheux privilège également à la congestion de la tête sans
cesse baissée sur l'instrument de leur travail, souvent
à leur genre de vie et non-seulement aux rayons du
soleil? Certainement aussi, les poussières répandues en
plus ou moins grande abondance dans les ateliers, les
particules salines et autres, la chaux, le plâtre, etc., les
gaz échappés à la combustion ou produits par l'industrie,
peuvent tout aussi bien produire des conjonctivites et des
ophthalmies diverses chez ceux qui sont soumis à toutes
ces causes. Il suffit d'examiner quelquefois les paupières
des forgerons pour trouver des dépôts charbonneux sur
les rebords ciliaires ainsi que de petites parcelles métalliques et des cicatricules dues à des paillettes incandescen-
tes. Les Egyptiens, que Larrey (2) et Desgenettes (3) ont
dit exposés surtout à l'inflammation de la conjonctive sont
à la vérité brûlés par une chaleur vive, mais ils sont également tourmentés par une poussière âcre et argileuse qui
s'élève du sol de ce pays (4), ils ont l'habitude de dormir
sur des terrasses et se nourrissent d'aliments indigestes. Ils
habitent de plus les bords d'un cours d'eau marécageux et
sont sujets au refroidissement assez prononcé des nuits,
qui succède à la chaleur intense de la journée. C'est ce
qui avait causé des ophthalmies dans l'armée française tant
qu'elle occupait les bords du fleuve (5). C'est ce qui

1. Cité par tous les auteurs qui ont écrit sur la cataracte. Voir
Chalay Dissert. sur la cataracte. Th. Paris, 125, 1826.
2. Mémoires de chirurgie militaire. T. 1, p. 19.
3. Thèse d'Amarillis. De l'ophthalmie, 81, 1825. Paris.
4. Terquem. Dissert. sur l'ophthalmie. Th. Paris, 70, 1812.
5. Briquet. L'éclairage artificiel. Th. Paris, 1837. Agrégation.

explique les opinions contraires de Furnari (1) de Rochoux et d'autres encore (2). Les Lapons restent pendant six mois dans des cases étroites, sans cesse remplies d'une fumée épaisse, circonstance qui à elle seule suffira bien pour produire des ophthalmies intenses sans qu'il soit besoin d'invoquer la réflexion des rayons blancs (3). Enfin il ne serait pas permis de tirer quelque conclusion de l'examen des résultats, au point de vue de la lumière électrique, si l'on n'avait pas tenu compte au préalable du vacillement amenant à chaque instant des changements d'accommodation (d'où fatigue), du grand nombre des rayons chimiques et violets, des variations subites de la coloration de la flamme, de la chaleur exagérée et telle qu'elle a pu produire tous les effets du coup de soleil (Charcot) (4), du mode de production, etc., etc. C'eût été là, on l'avouera, bien des recherches à faire, à rassembler, à contrôler pour une thèse : c'est la matière d'un gros volume ou de plusieurs dissertations que je serais heureux de provoquer, car la question est non-seulement intéressante par elle-même, elle a bien sans doute aussi son importance.

Le glacier, lui n'est point exposé à la poussière ; rien ne jaillit de la matière en fusion ; grâce au courant d'air, les fours brûlent complètement tous les gaz et ne donnent jamais de fumée. La flamme est toujours régulière. De plus,

---

1. Furnari. Mémoire adressé à l'Académie des sciences, mars 1845.

2. Fano, 1866. *Traité pratique des maladies des yeux.* Paris, Delahaye. Art. cataracte.

3. Briquet, *oper. citato.*

4. Société de biologie, 2° série. Tome V, page 63.

le « gamin » n'entre dans les halles que lorsque tous ses organes sont déjà forts et bien formés, et il n'est pas tout d'abord employé d'une façon intempestive au travail des fours ou des glaces : ce n'est qu'après plusieurs années, quand il est homme fait, qu'il devient verrier. Toujours, au feu, la poitrine et les membres restent libres, et l'ouvrier ne ressent que les effets seuls de la chaleur et de la lumière sans que l'on ait à tenir compte de circonstances particulières. Aussi, outre les raisons que j'avais de choisir cette profession, est-ce de préférence chez les ouvriers des manufactures de glaces que cette action pouvait être la mieux étudiée puisqu'elle est simplifiée d'autant. Pour traiter convenablement ce sujet, je pense qu'il est bon de dire, en commençant, le travail des glaces ; puis je chercherai à extraire des auteurs ce qu'ils ont dit ou pensé sur ce fait. Enfin je me propose de faire une enquête personnelle auprès des médecins chargés du service de santé dans les usines où se coulent les glaces, de parcourir les ateliers, de contrôler et de discuter les renseignements ainsi obtenus, afin d'en tirer, s'il est possible, quelque conclusion précise. Ceci indique tout naturellement la division de cette étude.

Chapitre I. — Du travail des glaces.

Chapitre II. — Etat de la question.

Chapitre III. — Enquête personnelle.

Chapitre IV. — Discussion de quelques faits.

Chapitre V. — Conclusions.

CHAPITRE I

DU TRAVAIL DES GLACES

Le travail des glaces, proprement dit, est incontestable-
ment une des merveilles de l'industrie moderne. Il faut,
pour s'en rendre bien compte, avoir assisté à une coulée
de nuit ; il faut surtout avoir vu, dans ces immenses bâti-
ments éclairés seulement par les flammes des fours, les
ouvriers passant comme des fantômes sur le fond noir des
halles, faisant, en courant à leur poste, résonner en ca-
dence sur la dalle leurs lourds sabots, se livrant à leur
travail sans mot dire et obéissant comme des soldats à la
voix de leurs chefs ! Quand les fours sont ouverts, les pots
où bouillonne la matière en fusion sont saisis à l'aide de
grandes pinces et enlevés dans l'air au moyen de machines. Il semble alors voir ces creusets éblouissants parcourir
l'espace comme des globes de feu qui seraient suspendus
aux charpentes noircies. Puis le verre en fusion est déversé
sur la table de fonte et étalé sous le poids du lourd rouleau aplatisseur : la glace est faite. Il ne reste plus qu'à
la faire « se recuire et à la laisser se refroidir dans les
carcaises. » Je n'ai certes pas l'intention de donner ici
une description complète de la fabrication des glaces, et je

ne pense pas que je doive m'arrêter à écrire un chapitre spécial sur la composition du verre et de la glace en particulier. Je renvoie ceux qui voudraient étudier plus spécialement ces questions aux intéressants ouvrages de A. Sauzay, Auguste Cochin et J. Henrivaux (1).

Il me suffira de faire remarquer pour l'instant, que pendant les heures de travail, les ouvriers sont soumis à l'action d'une lumière et d'une chaleur considérables. Sans doute, il eût été très interessant de chercher à évaluer en chiffres cette intensité de la chaleur et de la lumière ; jusqu'à présent malheureusement, la plupart des données nécessaires à toute étude sérieuse de ce genre manquent ou sont incertaines. Dans les notes de son traité des maladies des artisans, Patissier croyait donner une idée du calorique rayonnant auquel le glacier est exposé en disant : « le feu est tel, qu'à Saint-Gobain, on consume en 36 heures, 50 cordes de bois pour échauffer le four destiné à fondre la matière des glaces » (2). Aujourd'hui le gaz de la houille remplace le bois et la température est encore plus élevée. Le gaz a en effet le pouvoir calorifique le plus considérable : un bec brûlant pendant une heure élève 154 mètres d'air de 0° à 100° (3). Or l'analyse moyenne du gaz des fours de Saint-Gobain, donne :

1. Sauzay. La verrerie depuis les temps les plus reculés jusqu'à nos jours. Paris 1868, in 12. Bibl. des merveilles.

A. Cochin. La manufacture des glaces de Saint-Gobain de 1065 à 1865. Paris in 8° 1865.

J. Henrivaux. Le verre et le cristal. Paris. 1883.

2. Patissier. Traité des maladies des artisans. Paris 1882.

3. Guellin. Th. Paris 1850, 121 Eclairage artificiel.

Oxyde de Carbone . . . . 24.2.
Hydrogène. . . . . 8.2.
Hydrogène protocarboné. . . . . . 2.2.
Azote. . . . . · 61.2 (1)

et ces gaz, en brûlant, donnent environ 1700 dégrès de chaleur (1728).

J'avais bien eu aussi l'idée de rechercher une moyenne de la chaleur reçue par les verriers durant une «coulée» et j'avais à cet effet placé des thermomètres à des distances variées des fours ou des tables, et telles, qu'elles correspondaient aux différents endroits où l'ouvrier se trouvait successivement, mais il faut avoir essayé de prendre ces températures pour se faire une idée de la difficulté d'exécution.

Quant à la surface rayonnante de la glace, elle n'a cessé d'augmenter pour arriver actuellement à la superficie de vingt-six mètres, superficie de la glace qui figurait à l'exposition de 1878 (2). M. Lefranc, mon père, médecin actuel de la manufacture de Saint-Gobain, m'a communiqué les quelques évaluations suivantes sur le pouls, sur la respiration et sur la température, évaluations qui résultent pour lui d'un grand nombre d'observations faites à des époques différentes (3).

Pouls avant le travail — moyenne — 78
    »   après   »   —   »   — 129
Respiration avant   »   —   »   — 16

1. Henrivaux. *Opere citato.*
2. Henrivaux. *Opere citato.*
3. Lettre du 1ᵉʳ mars 1883.

```
»        après      »    —    »    —    30
Température avant      »    —    »    —    37°   (1)
»        après      »    —    »    —    37°,6
```

Ainsi donc, sous l'action du calorique, la température du corps augmente, en moyenne, de six dixièmes de degrés, augmentation qui ne peut se supporter, on le sait, que grâce à la quantité de boissons ingérées et à l'abondance de la sueur excrétée. De tout ce qui précède, je ne crois pas exagérer en disant que le couleur de glaces est exposé à une température moyenne de 40 à 80°. Cependant, jamais, dans les nombreuses coulées auxquelles j'ai assisté, je n'ai vu les ouvriers chercher à se garantir les yeux contre le rayonnement des fours ou de la glace. Et pourtant, le surveillant de ces immenses foyers, cherchant à voir par les ouvertures du « pigeonnier » l'état de la matière en fusion, le chef de halle qui suit la marche de l'opération, « l'épousseteur » qui s'avance sous le creuset, « le regardeur », qui sans quitter des yeux la masse pâteuse qui s'étend brillante et rouge, écrème les défauts de la glace, les vingt autres, employés à manœuvrer le rouleau ou à pousser la glace dans la carcaise, tous sont aussi près du foyer de lumière et de chaleur qu'il est matériellement possible de l'être.

Les écrans formés d'un morceau de verre coloré au cobalt, au nickel ou au manganèse et enchassé dans une plaque de fer blanc munie d'un manche restent pendus aux murs voisins des fours et ne servent guère qu'aux

1. Température prise dans l'aisselle.

visiteurs qui, n'ayant point l'habitude des verriers, ne pourraient sans cela soutenir la vue du verre fondu. Une raison de l'abandon de ces écrans colorés, c'est sans doute aussi qu'ils auraient pour résultat de modifier la teinte produite par la lumière de la matière liquide et par laquelle justement, l'ouvrier juge que le verre est arrivé à un degré convenable de fusion, ce qui troublerait ainsi l'appréciation de l'artisan. Les lunettes de couleur encore employées dans quelques fabriques d'Allemagne, sont inconnues à Saint-Gobain, et le vieux costume du verrier que d'anciennes gravures nous montrent si pittoresque : longue chemise de toile blanche, culotte de toile bleue, grandes guêtres blanches recouvrant le dessus du pied, chapeau de feutre à larges bords rabattus est depuis longtemps abandonné. Aujourd'hui, la tenue est de beaucoup simplifiée et s'accomoderait mal de l'épée des anciens gentilshommes verriers ; large blouse, ouverte par le haut, pantalon de toile, sabots, casquette ordinaire : voilà pour le costume actuel. Aussi, lorsque l'on entre pour la première fois dans une manufacture de glaces et que l'on peut assister à une coulée, quand on a suivi ces ouvriers à peine couverts et ruisselants de sueur, exposés à de pareilles températures, est-on persuadé, pour employer une expression vulgaire, qu'ils ont les yeux brûlés. « A priori, dit M. Warmont (1), tout homme instruit est amené à penser que la profession de verrier est une de celles qui doivent nuire à la vue, et à prédire presque à coup sûr, au moins il le croit, les accidents auxquels sont exposés les

1. Warmont. *Journal d'Hygiène*, 1880, n° du 17 juin.

ouvriers qui font ce métier. » Maintes fois cette remarque m'a été faite par des visiteurs et, quelque temps après l'excursion à Saint-Gobain des membres du Congrès pour l'avancement des sciences tenu à Reims, un de ces visiteurs, un chirurgien qui s'occupe d'oculistique apparemment, écrivait au médecin de ce pays de vouloir bien lui adresser les cataractés et autres malades souffrant des yeux qui, selon lui, devaient se trouver en proportion notable dans ces usines.

CHAPITRE II

ÉTAT DE LA QUESTION.

Il est donc rationnel de penser que l'éclat du foyer d'abord, l'éclat du verre fondu ensuite soumettent l'organe de la vue à une rude épreuve et je ne connais point de métier où les ouvriers soient forcés de la subir plus longtemps. A Saint-Gobain, il y a toutes les vingt-quatre heures une coulée dans une des halles ; la durée moyenne d'une coulée de glace est de deux heures et demie. Aussi, comprend-on facilement que les auteurs anciens aient décrit les accidents auxquels sont enclins les ouvriers qui travaillent devant un feu ardent ou qui exposent leurs yeux à l'action de la chaleur ou de la lumière, et que depuis bien longtemps les observateurs aient fait cette remarque que cette action ne peut être que nuisible pour la vision. Hippocrate (1) savait déjà que « le travail sur des corps éclairés en fait couler les larmes. » Le satirique Juvénal nous dépeint le père de Demosthène, qui fabriquait des épées, comme atteint de chassie.

> « Quem pater ardentes massæ fuligine lippus,
> A carbone et forcipibus, gladiosque parante
> Incude, et luteo Vulcano ad Rethora misit. »
> Liv. IV. Sat. X, v. CXXX.

1. Hippocrate, Trad., Lefèbre et Villebrune, Sect. XI, Aphor. 14.

Galien, le premier, a bien observé et bien décrit cette influence funeste d'une lumière excessive sur les yeux : il a vu des curieux qui en examinant avec trop d'attention les taches du soleil perdirent la vue par des amauroses complètes (1). Plus tard encore, l'École de Salerne n'oubliait point cette action du feu lorsqu'elle résumait ainsi les règles générales de l'hygiène oculaire.

> Balnea, vina, venus, piper, allia, fumus
> Porrum cum cæpis, faba, lens, fletusque, sinapis
> Sol, coitusque, ignis, labor, ictus, acumina, pulvis
> Ista nocent oculis, sed vigilare magis (2).

Je passe rapidement pour arriver aux auteurs qui pourront me fournir des données exactes et ayant plus directement trait à mon sujet. Consultez Ramazzini, le fondateur de l'hygiène des artisans. Voici ce qu'il écrivait dans son traité, publié à Modène en 1701 (3) :

« Tous les dangers auxquels le métier de verrier expose, résultent de la violence du feu.... Lorsque les ouvriers, demi-nus, par les rigueurs de l'hiver, se tiennent constamment auprès des fourneaux embrasés.... ayant les yeux toujours fixés sur le feu et sur la matière vitreuse en fusion, il est impossible qu'il n'en résulte pas pour eux quelque préjudice. Leurs yeux, exposés au feu, deviennent promp-

1. *De usu partium*. Lib. X, cap. 3.

2. Voir — Michel Lévy — *Traité d'Hygiène publique et privée*, 1857. Baillière.

3. Ramazzini. *Traité des maladies des artisans. De morbis artificum diatriba*. Modène, 1701. Traduit par Fourcroy. Paris, 1822, in-12.

tement chassieux, ce qui les oblige à pleurer leur propre infortune ; ils diminuent de volume, s'atrophient ; car leur substance qui est aqueuse est absorbée et consumée par l'ardeur trop grande du feu. »

Maître Jean, dans un livre sur les maladies des yeux donne parmi les causes d'amaurose : « l'excés d'excitement produit par une lumière trop vive (1) ».

Wentzel, dans son traité de la cataracte cite : « Les personnes qui sont exposées à un feu vif, les forgerons, les verriers et autres ouvriers de ce genre » comme sujettes à la cataracte (2).

Carré, dans sa thèse de l'an X, admettait (3) « que la cataracte attaque les hommes exposés continuellement à une vive lumière, comme les verriers ».

L'année suivante, Fleury répétait également dans sa thèse inaugurale : « On a remarqué que la cataracte affectait particulièrement les hommes exposés à l'action d'une vive lumière soit naturelle, soit artificielle, ainsi que les animaux domestiques qui vivent dans des endroits chauds et très éclairés. On sait, ajoutait-il, que les chiens dressés à tourner la broche deviennent aveugles quand ils vieillissent dans cet exercice et que, dans ce cas, la cécité est produite par l'opacité du cristallin (4). »

« Je rangerai parmi ceux qui sont influencés par l'action du feu, les verriers.... » disait Bertrand (5).

1. Maître Jean, cité par Hoarau. *Dissert. sur l'amaurose.* Th. Paris, 136. An. X.

2. Wentzel. *Traité de la cataracte,* 1786.

3. Carré. *Essai sur la cataracte,* thèse, Paris n° 99, an X.

4. Fleury. *Dissertation sur la cataracte,* n° 260. An XI.

5. Bertrand. *Essai sur les professions,* thèse de Paris 1804.

Viard soutenait que « ceux qui sont exposés à l'action d'une vive lumière, tels que les verriers.... sont plus sujets à avoir la cataracte... » et il appuyait son dire de l'exemple des chiens tournant la broche (1).

Dans son traité d'hygiène oculaire où se trouvent d'excellents préceptes, Réveillé-Parisse prévenait ses lecteurs « que les verriers, les cuisiniers, les miroitiers, éprouvent tôt ou tard des affections ophthalmiques » et que « rien ne fait perdre plus promptement que la chaleur vive au cristallin sa transparence, et à la rétine sa sensibilité. » (2).

Clément, après eux, n'avait garde également d'oublier « que l'action vive et prolongée longtemps de la lumière et de la chaleur, soit naturelle, soit artificielle..... est le plus ordinairement une des causes externes de la cataracte (3). »

Pour Duffourg-Bazin « Les causes de la cataracte sont le plus souvent, l'éclat d'une vive lumière, comme celle que produit un feu resplendissant, un soleil brillant, une chaleur très élevée... Aussi observe-t-on que les serruriers les forgerons, les verriers, sont très sujets à cette affection (4). »

Demours, tant mis à contribution par les auteurs qui vinrent après lui comptait « les verriers, les forgerons, les cuisiniers, parmi ceux qui sont sujets à l'affaiblissement progressif de la vue et à la cécité..... L'impression d'une vive

1. Viard. *Dissertation sur la cataracte*, thèse Paris, n° 30, 1810.

2. Réveillé-Parisse. *Hygiène oculaire*. Paris, tn 18. 1816.

3. Clément. *Dissertation sur la cataracte*. Thèse Paris, n° 192. 1818.

4. Duffourg-Bazin. *Dissertation sur la cataracte*. Thèse Paris, n° 93. 1819.

lumière disait-il encore, est une cause très fréquente d'affection de l'organe de la vision..... les causes externes de l'ophthalmie sont très nombreuses : elle reconnaît fréquemment pour cause l'action du feu. (1). »

Fourrat expliquait plus longuement (2) que « l'excessive sensibilité de l'œil aux stimulants de toute espèce, le rend également susceptible de s'enflammer pour la cause la plus légère... D'après ce que nous venons de dire, on voit que les fatigues multipliées de l'organe de la vue par... l'impression longtemps continuée d'une lumière éclatante et trop vive à laquelle on est exposé dans certaines professions, ainsi qu'il arrive pour les forgerons et autres ouvriers qui fixent constamment le feu, et surtout un feu ardent peut encore être rangée dans cette classe de causes. »

Luzié croyait la cataracte être assez souvent aussi « le partage de certaines professions, notamment des hommes qui fatiguent beaucoup leur vue en travaillant à des objets qui réfléchissent une vive lumière..... : comme les forgerons, les verriers, etc. (3). »

Si l'on cherche à l'article : *verrier*, du dictionnaire des sciences médicales, on y lit ceci :

.. « C'est le feu, indispensable à la fusion des matériaux qui produit tous les maux attachés à cette profession..... La chaleur vive et lumineuse du verre en fusion, autant que la chaleur extrême du four, fatigue les yeux de ces

1. Demours. *Tome 1. Précis théorique des maladies des yeux.* 1818.

2. Fourrat, *Dissertation sur l'ophthalmie.* Thèse Paris, n° 10. 1821.

3. Luzié. *Dissertation sur la cataracte.* Thèse Paris, n° 194, 1821.

artisans..... aussi ont-ils tous les yeux rouges, chassieux, éraillés. il est probable qu'ils sont enfoncés dans l'orbite par suite de la maigreur propre à tous les verriers (1). »
Martineau (2) ajoutait de plus : « La lumière agit plus particulièrement sur la partie interne de l'œil que sur la conjonctive. »

Leroy d'Etiolles (3), à qui on doit une bonne monographie sur la cataracte ne s'est pas contenté des dires de ses devanciers ; il a fait de plus quelques expériences sur la formation de l'opacité cristallinienne par la chaleur et il a été amené « à conclure que les phénomènes sur le vivant se passaient de la même manière, chez les gens dont les yeux sont exposés à une vive lumière. » Ces expériences ne me paraissent nullement probantes et j'aurai occasion d'y revenir plus tard. Leroy d'ailleurs se contentait de faire remarquer après les avoir citées, que « cette influence est prouvée depuis longtemps et que d'ailleurs l'explication par lui donnée du fait, n'est ni mieux ni plus mal assise. »

Dans son étude sur l'influence de certaines professions comme causes de maladies, Orjollet constate « que la vive lumière du four et l'éclat que jette le verre fondu.... fatiguent extrêmement la vue : aussi les verriers ont-ils toujours les yeux rouges, enflammés, et souvent affectés de

1. Mérat. *Dictionnaire des sciences médicales en 60 vol.* Art. professions, t. XLV et verriers, t. LVII, 1820.

2. Martineau. *Dissertation sur l'ophthalmie.* Th. Paris, n° 29, 1822.

3. Leroy d'Etiolles. *Quelques mots sur la formation de la cataracte.* Th. Paris, n° 209, 1824.

cataracte (1) et Roux que : « cette maladie (la cataracte) est surtout fréquente chez les individus dont la vue est habituellement soumise à une vive lumière, tels sont les ouvriers qui travaillent des métaux incandescents, les verriers, etc. (2).

Hautrive reconnaît les maladies des yeux comme étant, sans contredit, les plus nombreuses parmi celles que peut faire naître l'excès de la lumière. « L'irritation que cette cause produit sur les yeux est quelquefois assez forte pour déterminer l'inflammation et par suite la perte de l'organe enflammé (3). »

Conaud (4) avoue la difficulté de déterminer les causes de la cataracte... « il est vrai de dire cependant, continue-t-il, que les personnes obligées de fixer les objets vivement éclairés... sont plus souvent affectés de cette maladie que celles qui se livrent à des travaux d'une nature opposée. Ainsi les verriers... deviennent, dit-on, plus fréquemment aveugles que les gens qui se livrent à d'autres occupations. Mais qui ne sait que cette profession est ainsi bien capable de produire l'ophthalmie, l'amaurose, etc., que la cataracte, et qu'elle ne présente rien de spécial concernant cette dernière maladie » ?

Aubry est plus positif : « Tout ce qui peut fatiguer l'œil, assure-t-il, est évidemment cause prédisposante de l'ophthal-

1. Orjollet. *De l'influence de certaines professions comme causes de maladies*. Th. Paris, 1825.
2. Roux. *Dissertation sur la cataracte*. Th. Paris, n° 109, 1826.
3. Hautrive. *De l'influence de la lumière sur les êtres organisés en général*. Th. Paris, n° 238, 1828.
4. Conaud, 1827. Th. Paris.

mie, ce qui fait que les forgerons, les verriers, les fondeurs, les serruriers, et tous ceux qui sont obligés d'avoir les yeux continuellement... fixés sur la flamme de fourneaux vivement échauffés en sont souvent affectés... » (1).

Dupourqué étudie surtout l'amaurose dont « une des causes très fréquentes est l'impression d'une trop vive lumière..... Ceux dont les yeux ont été habituellement et depuis longtemps fatigués par l'éclat des métaux incandescents ou d'autres corps brillants, par la chaleur ardente du feu, par la réflexion de la lumière, sont sujets à cette maladie. A ce sujet, dit-il, je dois faire remarquer que certaines professions, celles de....., verrier, etc., rendent ceux qui les exercent sujets à l'affaiblissement de la vue et à la cécité (2). »

Bonnet (3) avait observé que c'est « à l'influence des émanations ignées, ou de la chaleur et de la lumière qu'il faut rapporter la fréquence des ophthalmies si communes chez les chaufourniers....., les verriers, les fondeurs, les forgerons, dont les yeux sont constamment fixés sur un feu ardent ou sur des corps brûlants et enflammés. »

Vaucel (4) vit aux dépens de Ramazzini qu'il rajeunit ainsi :

« Certaines professions sont considérées comme des causes

1. Aubry. *Dissertation sur l'ophthalmie aiguë*, n° 89. Th. Paris, 1829.

2. Dupourqué. *Dissertation sur l'Amaurose*. N° 285. Th. Paris, 1830.

3. Bonnet. *Influence des professions sur la santé*. N° 213. Th. Paris, 1832.

1. Vaucel. — *Quelques causes des maladies chez les ouvriers*. Th. Paris 1883.

prédisposantes pour produire la cataracte... les principales sont celles... de verrier, de forgeron. On pense encore, répète-t-il plus loin, que l'exposition prolongée de l'œil à une vive lumière, à une chaleur ardente... est susceptible de produire l'obscurcissement du cristallin. »

Massé est moins vague ; il affirme cette influence. « Il est des professions qui peuvent concourir d'une manière certaine à la production de la cataracte : ce sont celles de forgeron, de verrier, de cuisinier, etc., en un mot toutes celles qui exposent les yeux à l'action continue de la chaleur..; on ne peut refuser qu'une lumière vive produise de l'irritation dans l'organe de la vision (1). »

Briquet, dans sa thèse d'agrégation (2), résume les idées généralement reçues à cette époque (1837). « L'expérience démontre que la lumière artificielle irrite et fatigue beaucoup plus que celle des astres. Tous les observateurs s'accordent à regarder l'exposition trop prolongée à cette lumière... comme l'une des causes les plus énergiques de phlegmasies des membranes internes de l'œil, de l'affaiblissement de la vue, de la paralysie du nerf optique (p. 43).

On peut avancer que la lumière artificielle est nuisible en grande partie, parceque ses rayons arrivent directement à l'œil sans que leur éclat ait été particulièrement affaibli... C'est à l'intensité de la lumière que les fondeurs de métaux, les verriers, doivent les altérations des yeux dont ils sont fatigués. Tous les auteurs indiquent ces professions

1. Massé. — *Considérations sur la cataracte*, n° 157. Th. Paris 1837.

2. Briquet. *Éclairage artificiel*. Thèse d'agrégation. Paris 1837.

comme étant celles dans lesquelles les organes de la vision sont le plus défavorablement influencés. »

Furnari à qui nous devons un traité des maladies des yeux où chaque profession est indiquée à la suite de la maladie qu'elle semble déterminer, nomme souvent les verriers (1) :

« Ophthalmie — causes :..., la chaleur exhalée par un foyer ardent....., une chaleur trop vive.. — Profession : verriers. »

« L'affection congestive et inflammatoire de la rétine est fréquente chez les hommes qui sont soumis à l'action de la lumière vive accompagnée d'une chaleur très intense (p. 93)....

« Les verriers sont aussi exposés à l'ophthalmie phlegmoneuse comme tous ceux qui exercent des professions dans lesquelles l'œil est soumis à une violente chaleur par réverbération. »

« Cataracte — causes : l'exposition à une vive lumière..., l'exposition à une chaleur artificielle très vive — profession : — On observe fréquemment la cataracte chez les serruriers, les forgerons, les verriers. — »

Dans un mémoire adressé (1) à l'Académie des sciences, en mars 1845, il ajoutait que « l'exercice de professions qui forcent les individus à travailler devant un feu ardent est une des causes principales et directes de cataracte. »

Sappey, de son étude sur l'influence de la lumière sur les êtres vivants concluait que : « Quand la lumière est

1. Furnari. *Traité pratique des maladies des yeux*, 1841.
1. Furnari. *Mémoire adressé à l'Académie des sciences*. Mars 1845.

trop forte, ou son action trop longtemps prolongée, elle a pour effet de surexciter d'abord les fonctions de l'œil et ensuite de les pervertir (1). »

Delucq certifiait « qu'il était des professions qui peuvent concourir d'une manière certaine à la production de la cataracte et que ces professions sont celles de cuisinier, de forgeron, de verrier, etc. » (2).

Magne décrivait le même fait d'une manière plus emphatique (3) :

« Le cultivateur passera toute la journée courbé sur sa charrue, la tête brûlée par la terre échauffée des rayons du soleil ; le forgeron en fera autant, penché sur sa fournaise ardente ; de même pour les verriers, etc. Les années se passent, on ne comprend pas que ce travail auquel on se livrait sans inconvénient depuis vingt ans, puisse être plus nuisible qu'à cette époque ; cependant, il est impossible de ne pas s'avouer que la vue devient mauvaise, et bien mal venu est le chirurgien qui vous avertit que la profession seule est cause de tout le mal ; puis l'aveuglement complet survient, causé la plupart du temps par des cataractes, car il est à remarquer que les cultivateurs, les cuisiniers, les verriers, etc. sont très exposés à ce genre d'affection. »

Faut-il citer A. Bossu ? On trouve dans le chapitre consacré à l'hygiène, le paragraphe suivant : « la lumière vive congestionne et enflamme les yeux ; il est nuisible d'exécu-

1. Sappey. *Th. d'agrégation*. Tom. XVIII. *Influence de la lumière sur les êtres organisés*, 1844.
2. Delucq. Th. Paris, n° 97, 1847. *Dissertation sur la cataracte*.
3. Magne. *Hygiène de la vue*. Paris, in-18, 1847.

ter des travaux à la clarté d'une lumière trop intense, d'un feu trop ardent ou sur des métaux incandescents. Les cuisiniers, les verriers, etc. doivent à cette circonstance les ophthalmies et les cataractes auxquelles ils sont très sujets (1). »

Nélaton enseigne en quelques lignes la même doctrine (2).

Les annales d'Oculistique de 1855, contiennent l'analyse d'un article du 12 janvier de la même année du *Journal of the Society of arts*. C'est le rapport très intéressant d'un comité chargé à Londres de rechercher quels étaient les métiers qui nuisent à la santé des ouvriers et nommé pour cette raison : « *Committee on industrial pathology* » J'en extraie les passages suivants (3) :

« Le chirurgien du « royal London ophthalmic hospital » répond :

« Il n'est pas douteux que la lumière excessive qui s'échappe des fournaises devant lesquelles travaillent les verriers, les fondeurs, les essayeurs, ne doive être nuisible, mais il me semble presque impossible d'indiquer un remède. »

Nous transcrivons la réponse de M. France, professeur de chirurgie à Guy's hospital : il note comme souffrant par suite d'un excès de lumière « les matelots, surtout ceux qui naviguent dans les régions tropicales, les maréchaux ferrants, les cuisiniers, et tous ceux qui entretiennent de grands feux... »

---

1. A Bossu, *Anthropologie. Hygiène*, t. p. 413, 1852.
2. Nélaton, *Éléments de pathologie chirurgicale*, 1854.
3. *Annales d'Oculistique* 1855, et *Archives générales de médecine* 1855.

Cet auteur est si bien convaincu d'ailleurs de l'influence néfaste des rayons de lumière ou de chaleur sur les yeux, qu'il ajoute : «... La société des arts, rendrait un véritable service sous le rapport de l'hygiène oculaire, si elle voulait employer son influence, à faire abandonner la mode actuelle de décorer les façades des boutiques au moyen de grandes plaques de cuivre. Ces miroirs métalliques, en été, quand le soleil brille, nuisent par leur éclat, d'une manière sérieuse aux yeux des passants » — White Cooper, chirurgien de Saint-Mary's hospital est également d'avis dans sa réponse que « l'irritation considérable que la lumière et la chaleur qui se dégagent du verre ou du métal en fusion produisent sur la rétine, détermine fréquemment l'amaurose. »

Vidal de Cassis (1) se contente d'indiquer l'exposition au feu et à la lumière chez les verriers comme cause de cataractes, amauroses et ophthalmies. Mereau (2) y ajoute l'héméralopie.

De même Vernois (3) qui a dû faire des recherches spéciales se borne à donner comme « cause d'insalubrité dans la fabrication des glaces, la radiation extrêmement vive de la lumière sur les yeux principalement. »

Tardieu (4) n'a point remarqué que les verriers « offrent des affections professionnelles qui leur soient propres ou qu'ils soient soumis à une mortalité exceptionnelle ; mais il a vu que l'action de la chaleur des fours se fait sentir sur

1. Vidal de Cassis, *pathologie externe*, T. 3, pages 166, 65.
2. Mereau, Th. Paris n° 134, 1860.
3. Vernois, *Traité pratique d'hygiène industrielle et administrative*, T. 1, page 138, 1860.
4. Tardieu, *Dictionnaire d'hygiène*, 1868.

leurs yeux et semble favoriser la production de l'amaurose. »

De Wecker (1) dit de même « que les personnes qui sont exposées à un feu vif... les verriers... et autres ouvriers de ce genre sont plus sujettes à la cataracte que les autres. De tout temps, on s'est accordé à accuser ces différents métiers d'exercer sur le cristallin une action nuisible soit par la reverbération d'une lumière trop intense, soit par l'action directe du foyer calorifique sur le globe de l'œil. »

L'étiologie de la cataracte est obscure pour Barret (2) de Montpellier ; il est cependant d'avis qu'il « y a un certain nombre de professions qui entraînent à leur suite des altérations particulières de la vision : telle est celle des fourbisseurs, des verriers, constamment exposés à une lumière éclatante. »

Abadie (3) donne une théorie complète de la formation de la cataracte. sur laquelle je reviendrai plus tard, tendant à expliquer la fréquence de cette affection chez les verriers et chez les individus qui travaillent au feu incandescent, et généralement chez tous les ouvriers que leur profession expose à l'action des foyers ardents.

Le docteur Brière (4) (du Hâvre) dans un article très intéressant paru dans la *Gazette des hôpitaux* conclut ainsi : « Il est indubitable que l'impression d'une lumière trop vive et prolongée peut avoir une influence pernicieuse sur le nerf optique et sur la rétine, et que cet effet de la

1. De Wecker. *Traité des maladies des yeux*. Paris 1868.
2. Barret. Th. de Montpellier, 13. 1870. De la lumière.
3. Abadie. *Traité des maladies des yeux*. Paris, 1877.
4. Brière. *Clinique ophthalmologique, Gazette des hôpitaux*, 6 avril 1876.

lumière sur la vue peut être beaucoup plus prononcé quand le foyer lumineux est en même temps un foyer de chaleur. Il a, dit-il, observé ce fait sur des chauffeurs de steamers et on l'a constaté depuis longtemps dans différentes professions, et notamment chez les verriers, les forgerons, etc., où chez ces ouvriers, l'action de la chaleur est encore plus funeste que l'*impression* lumineuse. »

J'allais oublier Littré et Robin (1) : « Les causes les plus ordinaires de la cataracte sont un travail qui oblige à avoir les yeux fixés sur des objets éclairés d'une lumière trop vive. Les professions qui entraînent les lésions de la vue, en dehors de la myopie et de la presbytie sont : le métier de verrier... Les ouvriers des forges sont sujets à la cataracte, par suite de la chaleur des fours et de l'action du verre en fusion ou du fer incandescent. »

Proust (2) l'auteur de l'article *professions* du dictionnaire de Jaccoud, rappelle également « qu'un certain nombre de travaux, de professions et de conditions d'existence peuvent exercer sur les yeux une influence nuisible et amener des désordres isolés et primitifs provenant directement du travail exagéré auquel est soumis l'appareil visuel et des mauvaises conditions dans lesquelles cet appareil fonctionne. On a remarqué dit-il, depuis longtemps que la cataracte est fréquente chez les ouvriers obligés de rester près des fours où le verre est en fusion, et généralement chez tous ceux qui sont exposé à l'action des foyers ardents. »

1. Littré et Robin. *Dictionnaire de médecine*, 1877.

2. Proust. *Dictionnaire de médecine et de chirurgie pratique* de Jaccoud. J. B. Bailllière, 1880.

Arnoult (1), a dressé, dans un récent traité d'Hygiène, des tableaux des principales relations étiologiques observées dans le groupe industriel ; il a noté les « verriers comme exposés aux troubles visuels et à la cataracte dûs à l'air chaud, et à des troubles de vision dont la cause est l'intensité lumineuse. »

Le seul article que j'ai trouvé relatif au travail des glaces proprement dit est celui de Layet (2), dans le dictionnaire encylopédique des sciences médicales. L'auteur, après avoir décrit en quelques lignes le travail des glaces, termine en rappelant que l'action du calorique rayonnant et de la haute température donne lieu, chez cette catégorie d'ouvriers glaciers, à une série d'affections ou de troubles fonctionnels que l'on retrouve chez presque tous ceux qui travaillent devant des fours de fusion. Son traité d'hygiène est une reproduction de Ramazzini, et il admet d'après Desmarres « la blépharite, les inflammations conjonctivales et une certaine prédisposition à la rétinite comme se rencontrant fréquemment chez les verriers ».

Finissons cette série de citations déjà trop longue par cette opinion du dernier venu en la matière, Becquerel (1), « que l'action habituelle d'une lumière trop vive sur les yeux, peut déterminer des ophthalmies graves, des amauroses, etc... » Il ajoute : « toutes lumières très vives peuvent amener les mêmes conséquences ; c'est ce qui arrive chez les artisans qui travaillent au feu de forge, qui fondent des métaux. Avant d'observer chez ces ouvriers des acci-

---

1. Arnoult. Nouveaux éléments d'hygiène. Paris Baillière 1880.
2. Layet. *Art. glaces dict. encyclopidique des sciences médicales 4. Série t. 8.*
1. Becquerel. *Traité d'hygiène.* Paris 1883.

dents aussi graves que l'amaurose, on voit survenir des phlegmasies de la conjonctive, de l'iris, de la rétine. »

Il m'eut été facile de multiplier ces citations, car j'ai trouvé les mêmes affirmations dans bien d'autres auteurs (1). Celles-ci suffiront certainement. Je les ai prises à dessein à des époques différentes et indifféremment dans les journaux de médecine, dans les revues, dans les thèses de Paris et des autres Facultés, dans les traités d'hygiène, dans les ouvrages spéciaux sur les maladies des yeux, enfin dans les livres de pathologie les plus recommandables. Ce que je dois surtout faire remarquer dans cette revue rétrospective, c'est que tous ces observateurs sont d'accord sur l'influence désastreuse de la chaleur et de la lumière sur l'organe de la vision, et que, pour eux, il est démontré, que les verriers en général restent exposés à des maladies diverses, sans doute, mais nombreuses de la vue ; blépharite, kératite, iritis, ophthalmies de différents genres, héméralopie, conjonctivite, cataracte, amaurose, etc., etc.

Mais la vraie philosophie naturelle consiste à raisonner sur des faits et non sur des hypothèses. Or, où sont les observations qui ont été le point de départ de ces redites ? J'avoue que je les ai cherchées partout, mais sans les trouver nulle part. Nulle part je n'ai pu découvrir un seul fait tendant à prouver qu'un verrier, un forgeron, un individu quelconque soit devenu aveugle par le seul fait de sa profession. Pas un auteur, parmi ceux que j'ai cités, ne donne à l'appui de son opinion, ni les sources de ses recherches,

1. Voir les thèses de Paris sur la cataracte, l'amaurose, l'ophthalmie et autres affections des yeux.

ni les manufactures où de pareils faits ont été observés. Seul, Millot Carpentier (1), dans ses tableaux sur les affections des yeux et contenus dans ses « notes chirurgicales, » indique trois verriers (non pas encore trois glaciers) atteints de conjonctivite double et de kératite produites par l'action du feu (N°s 33, 57, 58). Ce n'est certainement que par l'analogie que l'on a pu incriminer ainsi le travail de la matière vitreuse en fusion et en s'appuyant sur un petit nombre d'observations plus ou moins sujettes à caution et très peu nombreuses d'ailleurs. C'est ainsi que Galien (2), Demours (3), Maunoir (4), Levy (5), Brière (6), Klanholdt (7), ont vu des exemples d'amauroses plus ou moins persistantes chez des individus qui s'étaient exposés d'une façon intempestive et irréfléchie à l'action des rayons du soleil sur leurs yeux. Brisseau (8), Christian Faye (9), Servais (10), Petrequin (11), Brière (6), Henrotay (12), ont

1. Millot Carpentier. *Notes chirurgicales d'un médecin de campagne.* 1880 J. Renault Cambrai.

2. Galien. *Opere citato.*

3. Demours. *Précis théorique des maladies des yeux.* Paris 1818.

4. Maunoir. Th. Paris 1833, 345. Quelques points de l'histoire de la cataracte.

5. Levy. *Oper. citato.*

6. Brière. *Gazette des hôpitaux. Clinique ophthalmologique,* 6 avril 1876.

7. Klanholdt. Cité par Guérard *in Dictionnaire* en 30 volumes. T. XVIII p. 229.

8. Brisseau. *Traité de la cataracte.* Paris 1709.

9. Faye. *Smidt's Jahrb.* suppr 1. p. 286.

10. Servais. *Annales d'oculistique.* 1865. T. II pag. 185.

11. Pétrequin. *Annales d'oculistique,* t. II, pag. 212.

12. Henrotay. *Annales d'oculistique,* t. XXVII p. 71.

rapporté des cas de cécité plus ou moins complète due à l'action des éclairs et sans que l'on puisse invoquer le choc en retour, la commotion électrique.

Brisseau (1), Galezowski (2) ont cité des faits de cataracte, de perte de la vue par l'action de l'eau bouillante ou de la vapeur d'eau. Clément (3), en juillet 1813, a été témoin d'une cataracte survenue presque instantanément chez un enfant de 10 ans, sur le visage duquel on avait réfléchi les rayons solaires au moyen d'un miroir ordinaire. Duval (4), après Tenon, raconte qu'un potier qui était entré dans son four encore chaud, en sortit avec deux cataractes complètes. Frommüller (5) assure qu'un individu assis dans un café, près d'une croisée qui donnait passage aux rayons du soleil, accusa tout à coup une très violente douleur dans l'œil tourné vers la fenêtre et fût atteint ultérieurement de cataracte. Il ajoute que l'on examina avec soin la croisée près de laquelle se trouvait le malade et que l'on y vit une large bulle qui, agissant comme une lentille, avait concentré les rayons lumineux sur l'œil malade. Seely (6) a constaté un cas de cataracte à évolution rapide chez un garçon de 17 ans, d'une constitution robuste. Cataracte en deux mois de l'œil droit. L'auteur pense que c'est la grande chaleur, à laquelle ce garçon était exposé qui en est la

1. Brisseau. *Op. citato.*

2. Galezowski. Société de biologie, 5 avril 1879.

3. Clément. 1818. Th. Paris, 192. *Dissert, sur la cataracte.*

4. Duval. *Dissert. sur la cataracte.* Th. Paris, 153, 1830.

5. Frommüller. Traité des maladies des yeux de de Wecker. Paris. 1868. Art. *Cataracte.*

6. Seely. The Clinic 1874. Cité par Ullmann. Th. Paris, 119, 1875. *Étiologie de la cataracte.*

cause. Ritter (1) dit également avoir eu occasion de voir une cataracte double formée en moins de sept jours, sans autre altération de l'œil, chez un chauffeur, et attribue l'opacité des deux cristallins à l'action d'une chaleur trop vive. Je note enfin deux observations de Nodier (2) et tenant à des officiers qui, ayant assisté à des expériences de fanal électrique, furent atteints d'hypérémie rétinienne très prononcée.

Tout cela ne prouve pas grand chose, n'est-il pas vrai ? et c'est sans doute cette pénurie de faits bien observés qui amena plus tard des auteurs plus curieux à tenter quelques expériences pour élucider la question. Je rappelle seulement pour mémoire les tentatives de Brisseau (3) ; elles ont tout simplement consisté pour lui à tremper la tête d'un chien dans l'eau bouillante : ce qui amena la production d'une cataracte. Leroy d'Étiolles (4) a exposé l'œil d'un bœuf, tué depuis cinq ou six heures, à un soleil ardent, de manière que les rayons traversaient la pupille et tombaient perpendiculairement sur le cristallin. Au bout d'un quart d'heure, un léger nuage s'était formé dans l'humeur de Morgagni. Il fit encore quelques expériences semblables, dans lesquelles l'œil était plus ou moins à découvert et il cher-

1. Ritter. Cité par Ullmann, 1875. Th. Paris, n° 119.

2. Nodier. *Sur une ophthalmie causée par la lumière électrique.* Th. Paris. Tome XVIII, 1875.

3. Brisseau. *Oper. citato.*

4. Leroy d'Étiolles. *Quelques mots sur la formation de la cataracte.* Th. Paris, 209, 1824.

cha à les contrôler en tenant ouvert et exposé aux rayons solaires pendant environ vingt minutes l'œil d'un lapin vivant,
mais cette fois sans arrriver à aucun résultat. Plus tard,
Desayvre (1) se servait également, pour ses recherches,
d'yeux de mouton soumis à la chaleur et à la lumière, et,
contrairement à Leroy, il remarquait que les membranes
exposées étaient seules attaquées tandis que les humeurs
conservaient leur transparence et leur limpidité. Je ne puis
pas ne pas faire remarquer que de pareilles expérimenta-
tions sont très difficiles à mener à bonne fin. La chaleur et
la lumière se comportent souvent d'après les mêmes lois
physiques et agissent ainsi souvent de concert pour modifier d'une manière plus ou moins heureuse l'acuité visuelle :
il en résulte que l'on ne peut pas toujours et de prime
abord déterminer d'une manière précise les effets particu-
liers et propres à l'action de chacun de ces deux agents.

De plus, la radiation d'une flamme contient à la fois des
rayons de lumière, de chaleur et des rayons chimiques ;
il eût nécessairement fallu tenir compte du pouvoir éclairant des sources, de l'élévation de température, des produits versés dans l'atmosphère et de l'action plus ou moins
prolongée sur les parties en expérience. La chaleur enfin
diminue l'humidité des milieux, et, par conséquent, change
les conditions normales dans lesquelles on pourrait étudier
l'action de la lumière. Künde (2) produisait encore la cataracte chez les grenouilles en les enfermant dans une étuve;

1. Desayvre. *Étude sur les maladies des ouvriers de Châtellerault, Annal d'Hygiène*, 2ᵉ série, t. V, p. 73, 341.

2. Künde, *in.* Causes anatomiques de la cataracte. Th. Paris,
356, 1875. Chiray.

Lefranc   4.

mais, peut-on conclure de là que les ouvriers qui travaillent à l'air libre et sans cesse renouvelé, qui absorbent, ils en reconnaissent eux-mêmes l'utilité, une quantité de liquide équivalente à la sueur perdue, sont prédisposés à la cataracte? — Brown Sequard (1) a repris en partie ces recherches et il ne croit pas que la chaleur, en particulier, puisse jouer un rôle, pendant la vie, dans les yeux de mammifères ou d'oiseaux. Dans les yeux intacts, remarque le professeur du Collège de France, dans l'orbite, une circulation s'opère qui empêche qu'un changement de température considérable puisse avoir lieu. Il a tenu inutilement des lames métalliques fortement échauffées au voisinage des yeux, chez les lapins, des cochons d'Inde et des pigeons. L'expérience, faite sur lui-même, a donné le même résultat.

On conçoit que ces contradictions étaient loin de simplifier la question, et, si l'on consulte les auteurs qui ont écrit sur l'influence que la chaleur et la lumière peuvent avoir sur les maladies des yeux, si surtout on rapproche les diverses opinions qu'ils ont émises, dans l'intention d'expliquer la manière d'agir de ces causes, il est facile de se convaincre, par tout ce qu'elles ont de contradictoire et d'hypothétique, que tous leurs efforts n'ont guère servi qu'à reculer la difficulté, sans la surmonter. En analysant ces faits, on voit en effet que pour les uns la chaleur et la lumière amènent des troubles de vision « par l'inflammation de la cornée, avec oblitération des vaisseaux » (Vel-

1. Brown. Sequard. Comptes rendus de l'Académie des Sciences, t. 25, p. 509-510.

ler) (1) ; que pour les autres : « la chaleur frappant le globe de l'œil et se communiquant au cristallin, en dessèche l'humidité, torréfie les tuyaux qui le composent et change la direction des pores de cette partie, ce qui, tout ensemble, suffit pour nous le faire paraître, tel qu'on le voit ordinairement (Brisseau) (2). » Klein (3), regarde l'excitation prolongée et répétée de la membrane sentante de l'œil comme cause des troubles de la vision sous l'influence d'une lumière trop vive ; la sensibilité de la rétine s'émoussant par l'excès de sensation. — L'action du calorique sur les milieux de l'œil, ont dit Wirchow, Robin, Ritter (4), Prahec (5), Godefroy (6), etc. etc., provoque et entretient de la fatigue, de l'irritation, voire même de la congestion, de l'hypérémie et en fin de compte de l'inflammation. De là des altérations dans la nutrition des parties, et dans la texture se manifestant par des changements dans la coloration normale du fond de l'œil, les membranes devenant sèches, comme parcheminées (Desayvre) (7) ; Richard (8), par une congestion apoplectiforme sous-réti-

1. Veller. *Traité pratique et théorique des maladies des yeux*. Trad. de l'Allemand p. Riester, 1832.

2. Brisseau. *Oper. citato.*

3. Klein. *Influence de l'éclairage sur l'acuité visuelle.* Th. Paris, 1872.

4. Cités par Chiray *in* Th. Paris, 1875, n° 356. *Causes anatomiques de cataracte.*

5. Prahec *Dissert. sur l'ophthalmie.* Th. Paris, n° 75, 1826.

6. Godefroy. *De la conjonctivite.* Th. Paris, 1847, 37.

7. Desayvre, *Oper citato.*

8. Richard. Dissert. sur la cataracte. — Th. Paris, 141, 1828.

nienne, (Duval) (1), enfin par une atrophie choroïdienne
postérieure. La chaleur, dans ce dernier cas, comme la
lumière, agirait en déterminant tout d'abord un état con-
gestif de la choroïde, puis des exsudats qui s'infiltrent
entre la rétine et la choroïde et font place ensuite à l'atrophie confirmée, (Fournet) (2). Richerand (3) admettait
une combustion d'oxydation de l'albumine du cristallin.
Leroy d'Étiolles (4) était amené par les expériences déjà
citées à penser que la coagulation de l'humeur de Morgagni était opérée par la chaleur des rayons lumineux. Pour
lui, l'opacité du cristallin est déterminée par la concentra-
tion des rayons du soleil ou de toute autre lumière vive,
arrivant dans l'œil perpendiculairement ou par réflexion,
et y déterminant la coagulation de l'albumine, la convexité
plus ou moins grande du cristallin pouvant rendre cette
coagulation plus ou moins prompte, et servir à expliquer
pourquoi tous les yeux soumis à l'influence de la lumière
ne sont pas cataractés. M. Levy ajoute (5) que la propriété
diathermane des solides et des liquides, explique pourquoi
la vue d'un foyer ardent fatigue plus l'œil que l'impression
de la lumière ; il cite à ce propos les expériences de De-
laroche et de Melloni.... Campaignac (6), trouve la cause
matérielle de la cataracte, dans une hydropisie de la

1. Duval. *Oper citato.*
2. Fournet. In-Recueil d'ophthalmologie de Galezowski. N° 7.
Juillet 1879.
3. Richerand. Nosographie.
4. Leroy-d'Étiolles. *Oper citato.*
5. Levy. *Oper. citato.*
6. Campaignac. Propositions sur la cataracte, 246, 1829, Th. Paris

capsule cristalline, dont le liquide, sous une influence quelconque, s'altère, devient floconneux, s'épaissit de plus en plus et se dessèche enfin ainsi que le cristallin, à la surface duquel ce liquide forme une couche plus ou moins épaisse qui l'empêche de s'imprégner de l'humidité nécessaire.

Maisonneuve (1) regarde l'affaiblissement précoce de la vue comme un symptôme de l'anémie qui pèse sur toute l'existence des gens exposés au feu, et de l'usure rapide de leur organisme. Becquerel (2), Landsberg (3) accusent les rayons chimiques, les rayons calorifiques obscurs, dont le rapport avec les rayons lumineux varie considérablement, comme causes de tout le mal. — De plus, la chaleur que les corps éclairants émettent sous forme de rayons et l'échauffement de la couche d'air ambiant, irritent l'œil, dessèchent l'humeur lacrymale et produisent un afflux de sang dans les membranes externes de l'œil (Guellin (4), Lery (5)). Certains corps aussi qui échappent à la combustion ou sont produits par elle agissent de la même manière sur les diverses parties constituantes du globe de l'œil : ces corps portent principalement leur action sur la muqueuse oculaire palpébrale qu'ils irritent, de là du larmoiement et congestion habituelle des yeux placés dans

1. Maisonneuve. *Cité par Layet à l'art. Fer. Dict. encyclopédiq. des sciences médicales*, 4ᵉ série, t. I, 1877.

2. Becquerel. *Oper. citato.*

3. Landsberg. *Effets de la lumière sur la vue*, p. 461. Tom. 36, *Annales d'hygiène.*

4. Guellin. *Des divers moyens d'éclairage*, th. Paris 121, 1850.

5. Levy. *Oper. citato.*

cet atmosphère. Enfin, les plus nombreux admettent que la cataracte étant une lésion de tissu, celle-ci se développe souvent à la suite de déperdition d'eau par la sueur. Si pour une raison quelconque la densité du sérum du sang s'élève, celle de l'humeur aqueuse et du corps vitré s'élève aussi, et d'après une loi physique bien connue, le mouvement endosmotique en vertu duquel se nourrit le cristallin se ralentira, tandis que le mouvement exosmotique correspondant deviendra plus actif. Cet organe perdra ainsi une certaine quantité d'eau au profit des milieux environnants, et il en résultera l'apparition d'opacités à la suite de la condensation du sang et de l'augmentation proportionnelle des sels (Proust (1), Chiray (2), Abadie (3) de Wecker) (4) comme il arrive dans les expériences faites en injectant du chlorure de sodium dans les veines de grenouilles (Künde, Bowman) (5).

Mais comment s'étonner de ces divergences, lorsque l'on réfléchit à l'ignorance dans laquelle nous sommes du mode de nutrition du cristallin? Cet organe a-t-il des vaisseaux et se nourrit-il comme les autres parties du corps, ou vit-il en s'imbibant des sucs que lui fournissent les artérioles de sa capsule ? (Richerand) (6). « Tout ce que l'on peut dire de plus probable à ce sujet, disait Velpeau, c'est qu'il y a

1. Proust. *Oper. citato.*

2. Chiray. *Causes anatomiques de la cataracte.* Th. Paris 1875, n° 356.

3. Abadie. *Opere citato.*

4. De Wecker. *Oper. citato.*

5. Cités par Chiray et Proust (V. *index bibliographique*). Abadie.

6. Richerand. *Nosographie*, tome 3.

maladie de l'œil. Vouloir aller plus avant, dire par exemple de quelle espèce était cette maladie ; ce serait forcer inutilement la nature à révéler les secrets qui sont loin encore de pouvoir nous être connus. »

Ainsi, des idées émises, probables, ne reposant sur aucune donnée certaine, sans observations ni expériences précises à l'appui, basées sur des théories qui n'ont rien de positif, ont pu être transmises d'auteurs en auteurs et être acceptées généralement sans conteste. C'était presque un axiome ; on ne cherchait point à établir à ce sujet de statistiques exactes. Cela paraissait superflu, et à peine ai-je pu en découvrir quelques ébauches. Pourtant, ces statistiques tout incomplètes qu'elles sont ont leur importance, importance telle qu'il suffit de les interroger pour en tirer des conclusions peut-être inattendues après ce que j'ai écrit jusqu'ici.

Lagarde, dans sa thèse, a rapporté 20 observations de cataractes. Au point de vue de la profession, je vois un serrurier (obs. XI) et un mécanicien (obs. XII) (1).

Maunoir, sur 54 hommes cataractés, n'a vu que deux forgerons, un verrier qui avait travaillé 10 ans auprès des fours (ses cataractes avaient débuté 8 ans après qu'il avait quitté cette profession) et un ouvrier orfèvre qui pendant 4 ans avait été employé à la fonte des métaux (2).

Sichel, sur 174 malades, ne compte aucun verrier ou forgeron (3).

1. Lagarde. *Réflexions sur la cataracte*. Th. Paris, 30, 1832.

2. Maunoir. *Quelques points de l'histoire de la cataracte*. Th. Paris, 345, 1833.

3. Sichel. *Cité par Briquet*. Th. d'agrégat. Paris, 1837. Éclairage.

Furnari, sur 22 malades traités en 1830 à l'Hôtel-Dieu, dans le service de Roux (1), a trouvé 6 individus exposés à l'action de la chaleur et de la lumière (un doreur sur métaux, 2 cuisiniers, 2 cordonniers et un boulanger.

Desmarres conclut de 12000 observations que la cause des maladies des yeux ne réside pas dans la profession (2). Sur un total de 346 malades, il note : 8 cuisiniers, 17 forgerons ; pas de forgeron ni de verrier.

Le docteur Grarly Hewitt, à l'hôpital Sainte-Marie, de Londres, a réuni 88 cas de maladies des yeux, parmi lesquels 2 seulement où l'action de ces causes avait pu entrer en jeu (3).

Desayvre (4) cite bien quelques malades atteints de maladies d'yeux plus ou moins graves chez les ouvriers des forges de Châtellerault, mais un seul armurier ayant une double cataracte.

Dans une statistique médicale d'une usine métallurgique le docteur Marten (5), sur 19,990 malades (près de 20,000) de 1842 à 1859, soit pendant une période de dix-sept années, à Arnsberg (Prusse), donne seulement 440 ouvriers ayant souffert de diverses affections des yeux, soit 2,5, pour 100 cas observés.

Duvernoy, a pris les matériaux de son travail sur les

1. Furnari. *Traité pratique des maladies des yeux*. Paris, 1841.

2. Desmarres. Mémoire couronné par l'institut de Valence. Voir Daverne. Th. Paris, 298, 1854.

3. Annales d'oculistique. Commettee on industrial pathology, 1855.

4. Desayvre. *Annales d'hygiène*. 2ᵉ série. T. V, p. 73 et 341.

5. Marten. — *Annales d'hygiène*, 1862.

registres de santé de l'usine des forges d'Audincourt (Doubs)
pour les années 1864-1869 (1) et dans les notes de son
père, médecin de cette même usine pendant 20 ans. Or,
dans cette période de 25 années, il a seulement relevé 5
cas de cataractes, dont 4 de double lésion.

Ces données sont sans doute insuffisantes pour que l'on
puisse les analyser avec fruit. Prises dans leur ensemble,
elles prouveraient que ceux qui ont écrit sur ce sujet n'en
avaient point connaissance, ou que ceux qui les connaissaient
n'en ont point tiré les conclusions qn'ils étaient en droit de
formuler. Pourtant quelques auteurs, peu nombreux d'ailleurs, sans appuyer autrement leurs idées de faits précis,
n'admettent point cette influence mauvaise de la chaleur et
de la lumière sur la production des maladies des yeux : tels
sont Duplay et Follin (2), Velpeau (3), Sanson (4) et Dumont (5).

Ce dernier, dans son rapport sur la cécité envisagée
d'après ses causes et ses effets, remarque seulement que
les aveugles ne sont pas plus nombreux dans les centres
manufacturiers que dans les classes agricoles, et que les
professions industrielles, même celles qui s'exercent à
proximité constante des fours ou de foyers incandescents,
ne comptent pas plus d'aveugles que les autres.

1. Duvernoy. — *Maladies des ouvriers de la Franche-Comté*, th.
Paris, 1870.

2. Follin et Duplay. — *Eléments de pathologie externe*. Paris
1875.

3. Velpeau. — *Leçons orales de Clinique chirurgicale*, Paris 1840.

4. Sanson. — *Traité de la cataracte* in-8° Paris, 1842.

5. Dumont. — *Recherches statistiques sur les causes et sur les
effets de la cécité*. in 8° 1855.

Enfin d'autres médecins n'osant pas sans doute opiner dans un sens ou dans un autre, admettent bien encore l'influence nocive de la chaleur et de la lumière sur les yeux, mais trouvent cette influence généralement exagérée (Bouchardat (1), Daverne) (2). Quelques-uns même se contentent de demander avec plus ou moins d'insistance de nouvelles recherches (De Wecker (3) Galezowski (4) ou ne se prononcent pas (Maunoir (5), Gosselin) (6).

En résumé, affirmation d'un côté ; incertitude et négation de l'autre. N'est-ce pas le cas de redire encore avec Horace :

Adhuc sub judice lis est?

1. Bouchardat. *Traité d'hygiène*, Paris, 1883.
2. Daverne. De la cataracte. Th. Paris, 298, 1854.
3. De Wecker. *Oper citato.*
4. Galezowski. *Traité des maladies des yeux*, Paris, in 8° 1875.
5. Maunoir. *Oper citato.*
6. Gosselin. *Clinique chirurgicale de la Charité*. Tom. II, Paris, 1879.

CHAPITRE III

En présence de cette contradiction des auteurs sur le fait même de l'influence de la chaleur et de la lumière sur les maladies des yeux, et dès qu'il s'agit d'expliquer le mode d'action de ces agents ; en présence surtout du petit nombre des exemples rapportés, et du peu d'exactitude des expériences entreprises, le mieux, pour arriver à la vérité, était sans doute de recourir aux sources mêmes d'observation. Aussi je résolus de faire une enquête sérieuse à ce sujet.

Cette enquête, je la rapporte ici fidèlement, car la médecine ne s'enrichit que par les faits ; fournir de nouveaux faits, ce sera fournir de nouvelles lumières.

Mes premières recherches furent tout naturellement faites à Saint Gobain, mais elles étaient insuffisantes et je dus m'adresser, pour compléter les renseignements que j'avais recueillis déjà, aux Médecins ou aux Directeurs des manufactures de glaces de Cirey, de Montluçon, d'Aniche, de Recquignies, et de Jeumont en France ; de Sainte-Marie d'Oignies, de Floreffe, de Roux, de Courcelles et d'Auvelais en Belgique ; de South-Schields, Smethrwick, Suthon et Saint-Helens en Angleterre, de Munsterbuch, de Stolberg, de Mannheim (Waldhoff) Waldenburg, Herzogenrath en Allemagne, à l'usine de Folembray et aussi à quelques confrères.

Toutes mes lettres n'ont point reçu de réponse, mais le témoignage des médecins qui ont bien voulu me donner quelques notes sur leur pratique particulière dans les manufactures de glaces et verreries suffira, je le pense du moins, à légitimer les conclusions que je me propose de poser plus loin.

Je suis heureux de citer ici tous ces documents et de remercier Messieurs les docteurs Gernandt de Mannheim, Martin de Cirey, Vassart de T·mines, Dechaux de Montluçon, Thelen de Stolberg, le Directeur-gerant et le chef de la comptabilité des usines à glaces d'Auvelais, de leur empressement à me les communiquer.

Grâce au travail de M. le docteur Warmont, médecin consultant de la manufacture de Saint Gobain pendant plusieurs années, il m'a été possible de reporter déjà bien loin en arrière le point de départ de mes investigations (1).

« Dès son arrivée à Saint Gobain, il y a trente ans et plus. M. le docteur Gaucherand, médecin aussi modeste qu'instruit, s'étonnait de ne pas rencontrer dans sa pratique un plus grand nombre de maladies, de celles surtout que la théorie, et peut-être la lecture de l'ouvrage de Ramazzini lui avaient permis, je ne dirai pas d'espérer, mais de prévoir. Les rapports que ce confrère distingué adressait annuellement au conseil d'administration de la compagnie de Saint-Gobain. et qui étaient rédigés avec le plus grand soin témoignent de ce fait que les ophthalmies ne sont pas

1. Warmont. *oper citato.*

plus fréquentes à Saint-Gobain qu'ailleurs, et n'y prennent pas un caractère particulier.

Les observations de M. Ponthieu appellé à succéder à M. Gaucherand, et les miennes, n'ont fait que confirmer celles qui avaient été recueillies auparavant ; et Monsieur le docteur Biver, père, qui nous prêtait souvent le secours de sa grande expérience, a pu constater aussi chez les verriers de Saint-Gobain l'absence de maladies professionnelles. »

Le médecin actuel, M. Lefranc, depuis sept ans qu'il donne ses soins à la population ouvrière de la manufacture des glaces de ce même pays m'a toujours dit n'y avoir jamais observé de maladies d'yeux tenant à l'influence manifeste de la chaleur et de la lumière. « Les ouvriers glaciers, dit-il dans une note que je transcris ici toute entière (1), ne sont pas plus exposés, ainsi qu'on pourrait le penser, aux cataractes et aux autres diverses maladies des yeux que les ouvriers de divers métiers auxquels je donne également mes soins. Les quelques malades que je vois chaque année atteints d'ophthalmies, de conjonctivites ou de kératites sont tous des ouvriers ou des employés à « l'atelier aux terres ou à l'escarbillage, » toutes personnes exposées à une poussière abondante. Je ne connais en ce moment qu'un seul verrier retraité atteint de cataracte ; mais cet homme est âgé déjà : n'est-ce pas une coïncidence ? Sans doute, en examinant l'acuité visuelle d'un grand nombre d'ouvriers travaillant encore à la halle et de retraités de l'usine, j'ai trouvé des anomalies de la vision, mais la proportion n'était pas plus considérable que chez un même nombre d'individus ne tra-

1. Note citée.

vaillant pas au feu et je ne me crois pas en droit de dire,
que la chaleur ou la lumière ait une influence nocive sur
les yeux de nos ouvriers verriers. »

Je puis affirmer moi-même tous ces faits, pour les avoir
contrôlés. Comme celles de mon père, mes recherches ont
porté sur environ 415 ouvriers se décomposant ainsi :

Ouvriers en activité . . . . 342.
Retraités . . . . 73.

Chose curieuse, poursuivant mes recherches en dehors
de la manufacture, j'ai trouvé cinq cas de cataractes dans
la population de Saint-Gobain, tous les cinq chez des femmes âgées, sans que j'aie pu découvrir d'autres causes de ces
affections que l'état de vieillesse. J'ajouterai que, depuis
que j'étudie ce point d'hygiène, j'ai noté la profession dans
120 cas de cataractes que j'ai vus, soit dans les hôpitaux de Paris, de Laon, d'Amiens, de Saint-Omer ou de
Lille, soit dans les campagnes. Je n'ai rencontré qu'un
verrier (Folembray), six forgerons, trois mécaniciens ou
chauffeurs de machines.

Voici la traduction d'une lettre du docteur Thelen
(de Stolberg) (1).

« En réponse à votre lettre..... je puis vous dire ce
que les faits apprennent. Depuis dix ans que je suis médecin des manufactures de glaces de ce pays, je n'ai vu aucun individu souffrant des yeux ou qui soit devenu malade
par le fait d'une lumière ou d'une chaleur exagérée. Les

1. Lettre du 11 mars 1883.

ouvriers utilisent au feu de grosses lunettes bleu-violet !et par là les rayons nuisibles de la chaleur et de la lumière ardentes sont absorbés complètement. »

Dans sa réponse, le docteur Dechaux, membre correspondant de la société de médecine de Paris et médecin de Montluçon écrit (1). « Théoriquement et à l'approche de ces fournaises ardentes, à feux blancs, éblouissants, on croirait que les fondeurs de verre ou de fer doivent avoir plus de maladies des yeux que les autres ouvriers : cependant, il n'en est rien.

Depuis plus de quarante ans que je suis médecin des manufactures de glaces, de bouteilles et des fonderies et forges, je n'observe pas dans nos usines plus de cataractes, d'opacités de cornées et d'ophthalmies quelconques. Nous avons à nos caisses de secours, des blessés, des malades, des estropiés de toutes espèces, par les machines surtout; quelques ophthalmies sans doute, mais pas d'aveugles par influence de la chaleur et de la lumière. Et cependant, elles sont si vives qu'on présente aux visiteurs, aux étrangers, des écrans en verre bleu pour regarder les creusets dans leurs foyers.

Il y a donc plus à rassurer qu'à effrayer, relativement aux maladies des yeux sur ces genres de travaux. Il faut que l'œil soit admirablement constitué pour résister à de telles intensités destructives de calorique ou de lumière, et la médecine ne peut ériger ces influences en causes de cécité ou d'ophthalmie, à moins d'imprudence, de trop s'exposer. »

Le docteur Martin, ancien interne des hôpitaux de Paris,

1. Lettre du 31 mars 1883.

actuellement médecin des manufactures de Cirey-sur-Ve-
souze (1), (Meurthe-et-Moselle), répond à la question que
je lui avais posée.

« Je n'ai qu'à vous confirmer dans ce que vous me dites,
que vos recherches vous ont amené à cette conclusion que
l'influence de lumière et de la chaleur sur la production
des maladies des yeux avait été très exagérée.

Depuis vingt-quatre ans je suis médecin des glaceries de
Cirey, et je vous assure que je n'ai pas observé chez nos
ouvriers de la halle, exposés à la lumière et à la chaleur
très fortes des fours, d'abord à houille, ensuite à gaz, ou
à la chaleur très intense du dépilage des fours, une plus
grande fréquence des maladies d'yeux que chez les ouvriers
qui travaillent en dehors de ce service. Je n'ai naturellement aucune statistique à vous donner puisqu'il n'y a pour
ainsi dire point de malades. Je n'ai observé qu'une seule
fais la cataracte sur un vieux chef de halle, et une autre fois
un glaucôme sur un verrier ; or la proportion de ces affections sur les autres ouvriers est au moins aussi considérable. Quant aux ophthalmies iritis ou kératites, je n'en ai
pas observé plus que dans le reste de ma clientèle. Il n'y a
donc aucune prédisposition aux affections des yeux engen-
drée par l'intensité de la chaleur et de la lumière... Je sou-
haite que ces quelques renseignements puissent vous servir
et être confirmés par les observations que vous avez été à
même de prendre ailleurs. »

M. le docteur Karl Gernandt, de Mannheim, dit aussi (2) :

1. Lettre du 3 avril 1883.
2. Lettre du 8 avril 1883.

« Quant à la question même que vous m'adressez, on serait
porté à croire que la lumière, ainsi que la chaleur, ne sont
pas sans quelque influence sur les maladies des yeux. Mais
depuis les huit années que je traite les malades de la
manufacture des glaces du Waldhoff, je ne puis constater
aucun cas d'ophthalmie occasionné ou empiré par cette dite
influence, ni parmi les ouvriers de la halle qui sont exposés
à l'ardeur du verre brûlant, ni parmi ceux qui travaillent à
la lumière électrique, qui est introduite depuis environ
quatre ans à notre usine, mais il me faut ajouter que l'éclat
de cette lumière est amoindri par du verre couleur de lait. »

Le Directeur-gérant des usines d'Auvelais (1) m'a fait
écrire : « Il nous serait assez difficile de répondre à votre
demande, notre établissement n'existant pas depuis très
longtemps. Nous ne croyons pas que la chaleur ait une
mauvaise influence sur les yeux, pour ce qui concerne le
travail des glaces proprement dit. »

Enfin M. Vassart médecin à Tamines (2) m'écrivait, il
y a quelques jours à peine : « Je soigne les ouvriers de la
manufacture des glaces de Sainte-Marie d'Oignies depuis
seize ans, et je puis conclure de mes observations que la
chaleur est à peu près sans action sur l'œil sain, que son
influence dans les maladies des yeux doit être considérée
à peu près comme nulle. Il n'en est pas de même
de la lumière, surtout dans certaines conditions spéciales.
Toutefois son influence me paraît être encore bien faible.
La manufacture des glaces comprend quatre grandes opé-

1. Lettre du 3 avril 1883.
2. Lettre du 5 mai 1883.

Lefranc   5

rations : la coulée, le dressage, le savonnage, et enfin le poli.

1° La coulée : ici l'ouvrier subit une chaleur des plus intenses ; il travaille, il manipule en quelque sorte, des masses de verre en fusion ; tout son corps est couvert de sueur ; sa face est congestionnée, et chez les ouvriers un peu anciens, elle est sillonnée, surtout aux pommettes, de grosses veines bleuâtres. Eh bien ! je n'ai jamais observé que ces ouvriers fussent plus fréquemment atteints de maladies des yeux que, par exemple, les ouvriers qui travaillent dans les champs ; 2° et 3° la glace coulée subit ensuite deux épreuves consécutives : le dressage et le savonnage ; ici il n'y a pour l'ouvrier aucune action ni de la chaleur ni de la lumière. Il n'en est pas de même : 4° pour le poli. Là l'ouvrier doit réparer quelquefois à la main certains défauts des glaces ; de plus il est éclairé au gaz, et penché sur son travail, il doit souvent fixer la tache, le point qu'il veut faire disparaître.

L'ophthalmologiste serait tenté de croire que cet homme est gravement exposé à gagner des maladies du fond de l'œil. Je suis heureux de le dire, l'expérience ne le prouve pas ainsi. En seize années, je n'ai observé que deux cas d'ophthalmie interne postérieure. Quant aux maladies du cristallin et de l'iris, elles sont très rares, pour ainsi dire inconnues chez nos ouvriers. »

Je termine cette liste de dépositions par cette citation de Briquet (1) : « Je tiens de M. Michon, dont le père et le frère sont médecins de l'établissement du Creusot, qu'on ne voit

---

1. Briquet. *Op. citato.*

pas là plus de cataractes et de maladies d'yeux qu'ailleurs. »

Les Directeurs de Saint-Gobain m'ont d'ailleurs confirmé dans ma manière de voir, et les plus anciens retraités que j'ai interrogés n'ont jamais connu d'aveugles à la manufacture. Ce dernier renseignement a également une grande valeur, car c'est de père en fils que l'on est verrier à Saint-Gobain, et c'est dans ce pays que vivent tous les retraités ; il est donc facile de reconstituer ainsi, et d'une manière certaine, l'histoire de cette intéressante population ouvrière.

Que pouvais-je conclure de ces diverses réponses recueillies à bonne source, auprès de personnes recommandables, de nombreux ouvriers qui souvent, en cette matière, sont les meilleurs observateurs, auprès, je dirai, d'une génération de médecins d'une même usine et de médecins d'usines étrangères n'employant peut être pas exactement le même mode de travail, et portant enfin sur un nombre déjà bien respectable d'années?

Nécessairement ce qu'ont conclu tous ces auteurs à savoir que :

L'influence de la chaleur et de la lumière sur les yeux de ceux qui travaillent au feu a été très exagérée et n'est rien moins que démontrée.

C'était déjà la conclusion de Furnari (1) il y a quarante ans lorsqu'il recherchait si les habitants des pays

1. Furnari. Voyage médical dans l'Afrique septentrionale. Analysé dans *Annales d'hygiène*, 1845. Tome 14, p. 275.

chauds et particulièrement d'Algérie étaient plus sujets à la cataracte (1).

Il n'y a pas encore, heureusement, que la canaille pour avoir de bons yeux, ainsi que le disait pourtant Reveillé Parisse (2).

1. Javal (*Journal d'oculistique et de chirurgie de Fano*, n° 108, février 1882) admet que la lumière électrique n'a pas sur la vue les inconvénients que l'on pourrait croire et qu'elle est d'une parfaite innocuité.

2. Hygiène oculaire. Paris, in 18, 1816.

CHAPITRE IV

Devant cette constatation toute négative, je devrais peut-être m'arrêter, me contentant de l'enregistrer, mais il me paraît encore intéressant de voir si l'on ne trouverait pas dans le travail même des glaces l'explication de cette innocuité et de rechercher à quoi peuvent tenir les divergences d'opinions des auteurs.

L'œil du verrier qui semble être dans les plus mauvaises conditions n'est point affecté, comme on l'a dit et écrit, d'ophthalmies ou d'autres affections, voilà le fait. Mais je me hâte de dire que l'on a toujours eu affaire à des individus sains, vigoureux, dont les yeux paraissaient *à priori* parfaitement normaux, car je n'ai point l'intention de tirer des dépositions des médecins des manufactures de glaces et rapportées plus haut, des conclusions absolument rigoureuses. Je crois faire œuvre sage d'admettre que différents accidents pourront survenir chez ceux qui, sans raison, ou dans des conditions anormales, s'exposeront aux rayons d'un foyer ardent ou qui s'en iront, en plein midi, fixer le disque du soleil pendant les mois les plus chauds de l'année. Je tiens pour légitimes, les faits d'amauroses dues à de pareilles folies et cités par Galien (1), Demours (2),

1. *Op. citato.*
2. *Op. citato.*

M. Lévy (3), Klanholdt (4), Brière (5). L'homme n'a pas le privilège que la nature a, dit-on, accordé à l'aigle.

De même, je pense que la vue d'un fourneau incandescent, du verre ou du métal en fusion pourra avoir des suites fâcheuses chez des individus malades déjà ou prédisposés à le devenir par la structure de leurs yeux ou par des maladies oculaires pouvant parfaitement tenir à des causes tout à fait étrangères. Peut-on s'en étonner, quand on voit journellement la lumière d'un jour, même peu éclairant, amener de suite du larmoiement et de la photophobie, en un mot des signes d'aggravation du mal, dans un œil atteint d'iritis, de kératite ou de conjonctivite?

Ce qui dans cette étude semble avoir été complètement oublié, c'est l'influence de l'habitude, cette seconde nature qui nous permet de contrebalancer des effets nuisibles, et de la souplesse et de l'énergie humaines qui nous donnent la faculté de réagir contre les agents modificateurs de l'économie et de les neutraliser. L'habitude finit par donner une sorte d'immunité. N'en est-il pas de même pour beaucoup de gens qui, peu accoutumés aux instruments grossissants ne supporteraient pas sans danger une fatigue de quelques heures, et dont les hommes qui en font un usage habituel semblent ne pas se ressentir? Le contact prolongé d'une lumière intense affaiblit la sensibilité de la rétine pour lui permettre d'en supporter l'impression habituelle, à moins toutefois, je l'ai déjà fait remarquer, d'une intensité excessive ; auquel cas, au contraire, les organes finissent

3. *Op. citato.*
4. *Op. citato.*
5. *Op. citato.*

par s'irriter sous leur influence et à màrcher plus ou moins vite, vers l'inflammation d'abord, vers la destruction ensuite. En un mot, l'œil sain est susceptible de s'habituer à un stimulant énergique, de subir un véritable acclimatement.

C'est ce que prouve tous les jours cette simple constatation : que l'étranger ne peut regarder, même quelques secondes, les creusets dans le four, ou suivre de près le coulage d'une glace ; ce que l'ouvrier fait pourtant, pour ainsi dire, sans y penser. Je ferai remarquer encore le petit nombre d'entre ces ouvriers qui deviennent aveugles ou malades. tandis qu'il arrive fréquemment de voir ces affections se déclarer chez des individus qui n'ont été exposés à aucune cause appréciable. Il faut donc de plus reconnaître des prédispositions inconnues qui, tantôt se bornent à rendre plus puissantes les causes déterminantes, et tantôt deviennent efficientes. Il faut admettre une composition physique particulière des humeurs de l'œil, ou de ses milieux, un mauvais état de réfringence favorisant l'action des agents extérieurs. Ces conclusions parfaitement raisonnables sont celles du congrès ophthalmologique de Bruxelles en 1857. Il admettait comme démontré, par la statistique, qu'un grand nombre de maladies des yeux, ont leur cause unique dans la constitution du sujet (1).

Mais ceci ne suffit pas pour tout expliquer, et depuis quelques années les recherches de plusieurs auteurs sur la composition des flammes ont appelé l'attention sur un côté tout nouveau et très intéressant de la [question. Aujour-

1. Voir *Fano. Oper. citato.*

d'hui, en effet, il est admis généralement que les effets nuisibles de la lumière artificielle sont surtout marqués pour l'œil, lorsque celle-ci revêt la couleur blanche (Sappey) (1) ou qu'elle contient un excès de rayons rouges (2).

Les rayons chimiques violets, les plus nuisibles pour la vue, ne sont au surplus absorbés que par le jaune, et on admet qu'il est mauvais de priver une flamme de rayons jaunes, la lumière la plus avantageuse étant celle qui contient la plus grande quantité de rayons de cette couleur (Becquerel (3), Bouchardat (4), Klein (5)).

Pour bien comprendre le but à atteindre, il faut se rappeler que la lumière artificielle se compose de trois couleurs primaires, mélangées dans les proportions suivantes :

Jaune.	3
Rouge	5
Bleu	8

Or, là où on fond le cuivre, le zinc, de la fonte, la flamme a des teintes différentes propres aux métaux traités ; ce dont on peut se rendre compte au moyen du spectroscope.

La glace de Saint-Gobain est ainsi composée (6).

Silice. 72,1

1. Sappey. *Op. citato.*

2. White Cooper, *annal. d'Oculistique* 1855 t. 4 p. 143 et Klein, *op. citato.*

3. Becquerel. *Oper. citato.*

4. Bouchardat. *Traité d'hygiène*, Paris, 1883.

5. Klein. *Op. citato.*

6. Henrivaux. *Op. citato.*

Chaux 12,2
Potasse . . . . . . ,
Soude 15,7
Magnésie. . . . . . Traces
Alumine . . . . . . Traces

En verrerie, la soude (sulfate de soude qui depuis quelques années a remplacé le carbonate) entraînée en grande partie dans le foyer du four, donne à la flamme une coloration particulière dans laquelle le jaune (raie de la soude) domine (Henrivaux) (1). Or, si les recherches que j'ai rapportées sont exactes, ne pourrait-on pas avec quelque raison admettre que ces flammes sont justement beaucoup moins nuisibles que l'on pourrait le croire *a priori*, grâce à cette coloration particulière ? Les rayons jaunes auraient ainsi une action comparable aux rayons bleus, quoique moins accentuée.

Mais il faut bien l'avouer, cette question n'a jamais été faite avec précision, et on a confondu, sans y songer, sous une rubrique commune, celles des verriers, des ouvriers employant des procédés industriels différents et soumis, par conséquent, à des influences hygiéniques différentes. C'est ainsi, par exemple, que les bombeurs de verre, les souffleurs de bouteilles pourraient se trouver dans des conditions particulières, et cependant, nulle part je n'ai vu établir cette distinction. Les médecins des verreries à bouteilles et à vitres, pourraient seuls dire, si la matière colorée diversement, le mode de chauffage, l'attention plus soutenue sur

6. Henrivaux. Note du 14 avril 1883. .

l'objet, l'action de souffler même, en congestionnant, la tête, la face et les yeux, n'ont pas une influence marquée.

Je n'ai pas les matériaux nécessaires pour vérifier si ces vues de l'esprit sont confirmées par l'observation.

Je ne puis m'appuyer que sur deux lettres de médecins, et encore ces lettres semblent-elles prouver que de nouvelles recherches sont nécessaires à ce sujet.

Le docteur Millot, Carpentier de Montecouvez (Nord) m'écrit, en effet, que : « les ouvriers de la verrerie à bouteilles de Masnière qui ont pour mission de travailler directement au contact du feu ou du verre incandescent, ont, à peu près tous, éprouvé des troubles du côté de la vision; mais qu'il ne croit pas que la composition chimique du verre y soit pour beaucoup. »

Sa pratique repose sur une soixantaine de faits, peut-être un peu plus ; et il n'a rien eu de spécial à noter, sinon que, pour lui, tout résidait dans l'action directe du calorique rayonnant.

Le docteur Haguenthal (2) médecin de la verrerie à bouteilles de Folembray (Aisne) m'a envoyé la note suivante : « Je n'ai jamais eu à traiter que 2 genres d'affections chez mes verriers.

1° La cataracte ;

2° L'obstruction du canal lacrymal.

La première est très fréquente, on peut dire qu'elle est presque générale chez les verriers qui ont travaillé 10 ou 15 ans.

1. Lettre du 1er mai 1883.
1. Lettre du 5 mai 1883.

La deuxième est plus rare et depuis 2 ans que je suis ici, je n'en ai guère observé que 4 ou 5 cas. »

Il y a certainement là une raison inconnue d'étiologie que je n'ai pas à rechercher ici : j'ai dit plus haut, que je n'avais étudié que les ouvriers glaciers.

Il ne faut donc pas se contenter de rapporter une opinion ou d'écrire en se laissant guider par l'imagination. Si les auteurs sont si peu d'accord, souvent, c'est qu'ils donnent bien plutôt les souvenirs de leurs lectures que les résultats de l'analyse rigoureuse de faits exactement observés. Pour eux, l'autorité des autres suffit, ils se contentent de quelques faits choisis, exceptionnels, inexacts, peut-être.

Il en a été ainsi pour d'autres professions, car si l'on excepte un très petit nombre de métiers, dont l'action délétère est incontestable, on ne peut nier qu'on n'ait, en général, exagéré leur influence fâcheuse sur l'économie. Ce fut longtemps, le cas pour les tanneurs qui, quoique l'on ait écrit, se trouvent en contact avec les matières animales corrompues sans éprouver de graves inconvénients. Chez eux les affections putrides sont très rares (Beaugrand) (1).

Il y a déjà longtemps que Maunoir (2) avait cherché à expliquer ces causes d'erreurs au point de vue qui m'occupe, et il faisait remarquer judicieusement, que le fait même de l'égalité de la cataracte, chez les deux sexes, aurait dû faire penser, et tendrait à prouver que c'est à tort que l'on a considéré, l'exposition au soleil, à un feu

<hr>

1. Beaugrand. *Recherches statistiques sur les maladies des tanneurs. Annales d'hygiène publique*, 1862.
2. *Op. citato.*

ardent, comme cause de maladies des yeux ; car il est clair, en effet, que les femmes sont généralement bien moins exposées que les hommes à ces dernières influences.

Il ajoutait encore : que ce n'est pas d'après le nombre de fois que se présente, avant le début d'une maladie une circonstance quelconque, qu'il est permis de conclure qu'elle est, ou qu'elle n'est pas cause de cette maladie ; il faut savoir si, proportion gardée, on ne la rencontre pas tout aussi fréquemment dans le cas où n'existe aucun état morbide.

Qu'un médecin d'une verrerie ou d'une manufacture de glaces, ait la bonne fortune d'observer, en peu de temps, nombre de maladies d'yeux, qu'il soit, comme on dit, tombé sur une série, cela ne prouverait encore rien. Pour que l'on puisse tirer une conclusion quelconque, il faudrait que les industries diverses donnassent des chiffres en proportion des individus qui les exercent. Or, où a-t-on tenu compte de ce point ? et peut on faire grand cas des statistiques citées ou des rapports des chirurgiens anglais, et des oculistes français pris dans les hôpitaux, ou dans la clientèle ordinaire de Paris ou de Londres, puisque les sujets d'observation manquent complètement dans ces deux villes ? Ce qui a pu tromper encore ces auteurs, c'est qu'ils n'ont peut-être pas, non plus, tenu compte de l'âge et de l'hérédité. Il est prouvé que les vieillards sont aptes à subir divers troubles de la vision, et les statistiques de Desmarres (1) ont depuis longtemps mis ce fait en évidence.

1. *Op. citato.*

Quant à l'hérédité, Dumont (1) admet que cette influence est certaine dix fois sur cent cas observés.

Enfin, il ne faut pas non plus toujours croire les malades, car ceux-ci rapportent presque toujours à une origine ou à une circonstance qu'ils croient connaître, des états pathologiques qui peuvent dépendre d'une toute autre cause, et être même congénitaux. Ce fait se présente assez fréquemment dans les usines, où alors, l'infirmité contractée au travail peut donner lieu à des indemnités et à des retraites plus ou moins fortes et surtout dans le service militaire.

« Toutes ces choses sont pourtant, disait encore Maunoir (2) de la dernière évidence ; aussi a-t-on lieu de s'étonner en voyant, la plupart des auteurs, donner leurs longues listes de causes sans la moindre hésitation, sans avoir l'air de soupçonner qu'ils négligent des préoccupations qui ne sont après tout qu'indispensables. Heureux, encore, quand ces prétendues causes ont existé un certain nombre de fois, comme simple fait de coïncidence, et sans même rechercher si elles ont une inuflence réelle. »

Je pourrais, sans peine, relever encore bon nombre d'erreurs ayant directement rapport à l'hygiène des verriers, mais ceci ne rentre plus dans le cadre que je me suis tracé. Sans doute ces ouvriers sont encore exposés à un grand nombre de maladies, mais heureusement pour eux, ils ne se reconnaîtraient certainement pas dans le tableau de leurs affections tracé par Fourcroy (3) et beaucoup se-

1. *Op. citato.*
2. *Op. citato.*
3. *Traité des maladies des artisans*, traduit et annoté par Fourcroy. Paris, 1822.

raient sans doute tentés de rire, si cet annotateur de Ramazzini était aujourd'hui chargé du service de santé de
quelque manufacture de glaces (1).

Quoi que l'on pense de cette longue dissertation, que
quelques personnes trouveront peut-être insignifiante, je
ne regretterai point d'avoir traité ce sujet, si cette étude
peut servir à prouver qu'il faut dès à présent bannir du
champ de l'hygiène professionnelle les hypothèses ne repo-

1. Il y a peu de secours à apporter à des hommes qu'un feu vio-
lent dessèche et brûle sans cesse. Tous les verriers sont maigres,
faibles et leur sang est dans un état d'épaisissement considérable. Les
maladies aiguës qui les attaquent souvent sont terribles. Nous ne
leur conseillons pas, pour les prévenir, de sortir de la verrerie pour
respirer un air plus naturel, comme le font les auteurs du nouveau
Dictionnaire de médecine.

L'eau de guimauve qu'ils recommandent peut leur être très utile,
ainsi que tous les délayants possibles. Ces ouvriers sont toujours
dans un état fébrile ; une boisson très bonne et très peu *dispendiaire*,
c'est l'eau *aiguisée* d'un peu de vinaigre, *posca*, que les anciens fai-
saient boire à leurs soldats lorsqu'ils étaient fatigués par la marche.
Cette liqueur étancherait leur soif, apaiserait la fougue de leurs humeurs, les entretiendrait dans cet état de fluidité inséparable d'une
bonne santé. Les excès en tous genres leur sont pernicieux ; leur
nourriture doit être humectée et tempérante ; les lavements émol-
lients seront très avantageux pour leur entretenir le ventre libre. Ils
doivent éviter les exercices pénibles hors de leur profession, les
courses fatiguantes, les chants continus et forts, l'agitation violente
de leurs membres. L'usage trop fréquent des plaisirs de l'amour
augmenterait leurs maux.

Un état qui exige tant de précautions et de ménagements doit
rendre très malheureux ceux qui l'exercent. Il en coûte au cœur du
médecin pour leur prescrire des règles si austères, mais tel est l'em-
pire de la vérité qu'il force quelquefois à l'austérité ceux qui en sont
les organes (Fourcroy). »

sant sur aucun fondement, et les théories plus ou moins
ingénieuses, pour asseoir enfin cette science sur des bases
plus solides : celles de l'expérience et de l'observation.
Sans doute, je me trouve ici en contradition avec les opinions qui ont cours dans la plupart des traités d'hygiène,
ou de pathologie, mais en présence de faits précis, je me
suis permis de m'éloiguer de ce sentiment, me rappelant
le conseil de Bacon : « qu'en toute recherche, il faut d'a-
bord découvrir la cause et les principes généraux. » C'est
sur ce que j'ai vu et appris que s'est formé mon jugement :
je me crois donc en droit de le défendre. *Quod vidi,
scripsi.*

Bien qu'il soit souvent plus difficile de déraciner un pré-
jugé ancien, et entretenu par les écrits d'auteurs recommandables, que de montrer une vérité nouvelle, j'aurai du
moins tenté de substituer une valeur positive à des à peu
près et d'apporter, moi aussi, mon tribut d'observations à
cette recherche si obscure et si peu avancée encore des
causes des maladies des yeux et de la cécité. Rien, en
effet, ne serait plus important, pour perfectionner les doc-
trines pathologiques et thérapeutiques des diverses ophthalmies, que de rassembler un très grand nombre de faits bien
authentiques, afin de les comparer entre eux, sous leurs
différents rapports. C'est ce qu'avait bien bien compris la
société anglaise de « Prévention de la cécité » qui, l'année
dernière, instituait un prix de deux mille francs destiné à
récompenser les travaux faits sur cette partie de médecine
et d'hygiène (1). C'est surtout ce que voulait la Société

1. *Journal d'oculistique de Fano*, 1882, septembre, n° 115.

française d'hygiène qui, en 1880 déjà, demandait une enquête sérieuse sur les causes morbides et professionnelles de la cécité (1) A ce propos l'administration pourrait rendre un très grand service à la statistique médicale. Il se fait en ce moment, en France, un recensement de tous les aveugles, prescrit par le ministre de l'Intérieur : il en coûterait peu, en inscrivant ces malades sur les régistres des mairies, de noter la cause probable de la cécité dans une colonne spéciale.

Ce travail ne sera pas non plus infructueux. Plus d'une personne atteinte d'une maladie congénitale ou prédisposée à la contracter, s'abstiendra d'embrasser ou de continuer une profession qui peut avoir de l'influence sur son développement ultérieur, et tel ouvrier qui aurait la vue affaiblie par le travail de sa profession, pourra, tandis qu'il en est temps encore, en chercher une autre, et arrêter ainsi les progrés du mal. Le médecin, lui, qui constatera la maladie, ne se contentera pas toujours de retirer le verrier à son « four où à ses carcaises ». Il ne s'arrêtera pas en chemin ; il continuera ses investigations, car cette influence de la chaleur et de la lumière n'est peut être qu'accessoire, et le traitement ne sera efficace que si la cause vraie de l'affection est bien connue.

Enfin, il me sera tenu compte, je l'espère, des recherches entreprises par moi, et de l'enquête à laquelle je me suis livré pour élucider la question. J'ai préféré une invention, médiocre peut-être, à une imitation supérieure ; mais

1. Warmont. *Op. citato.*

mes juges se rappelleront que : « celui qui n'écrit point
pour y chercher quelque gloire, mais seulement pour satis-
faire à un devoir dont il ne peut se dispenser, à une obli-
gation qui lui est imposée, a, sans doute, de grands droits
à l'indulgence de ses lecteurs (La Bruyère). »

CHAPITRE V

CONCLUSIONS

I. — Bien que les auteurs admettent la chaleur et la lumière comme causes de maladies des yeux chez les verriers, la question est encore irrésolue.

II. — De l'enquête rapportée, il résulte que cette action a été très exagérée, qu'elle n'est nullement prouvée et qu'il est raisonnable au contraire d'admettre qu'elle n'existe pas.

III. — Il est probable qu'il faut tenir compte de la composition des flammes et de l'habitude pour expliquer cette innocuité.

IV. — Cette influence est incontestable quand on a affaire à des yeux déjà malades.

V. — L'erreur semble avoir tenu jusqu'ici à de mauvaises observations et à une fausse interprétation des faits.

INDEX BIBLIOGRAPHIQUE

Hippocrate. — Traduction Lefebvre et Villebrune.

Galien. — De usu partium. Lib. X, cap. 3.

Brisseau fils. — Traité de la cataracte. Paris, 1709.

Ramazzini. — De morbis artificum diatriba. Padoue, 1713, traduit par :

Fourcroy. — Paris, 1822. Traité des maladies des artisans, in-12.

Wentzel. — Traité de la cataracte. Paris, 1786.

Hoarau. — Dissertation sur l'amaurose. Th. Paris, an X, n° 136.

Carré. — Essai sur la cataracte. Th. Paris, an X, n° 99.

Fleury. — Dissertation sur la cataracte. Th. Paris, an XI, n° 260.

Bertrand. — Essai sur les professions. Th. Paris, 1804.

Viard. — Dissertation sur la cataracte. Th. Paris, 30, 1810.

Terquem. — Dissertation sur l'ophthalmie. Th. Paris, 70, 1812.

Réveillé-Parisse. — Hygiène oculaire. Paris, in-18, 1816.

Clément. — Dissertation sur la cataracte. Th. Paris, 1818, n° 192.

Demours. — Précis théorique des maladies des yeux. Paris, 1818.

Duffourg-Bazin. — Dissertation sur la cataracte. Th. Paris, 92, 1819.

Merat. — Dictionnaire des sciences médicales en 60 volumes. Paris, 1820.

Luzié. — Dissertation sur la cataracte. Th. Paris, 194, 1821.

Fourrat. — Dissertation sur l'ophthalmie. Th. Paris, 10, 1821.

Martineau. — Dissertation sur l'ophthalmie. Th. Paris, 29, 1822.

Patissier. — Traité des maladies des artisans. Paris, 1822.

Leroy-d'Étiolles. — Quelques mots sur la formation de la cataracte. Paris, th. 209, 1824.

Amarillis. — De l'ophthalmie. Th. Paris, 81, 1825.

Orjollet. — De l'influence de certaines professions comme causes de maladie. Th. Paris, 1825.

Chalay. — Dissertation sur la cataracte. Th. Paris, 125, 1826.

Roux. — Dissertation sur la cataracte. Th. Paris, 109, 1826.

Prahec. — Dissertation sur l'ophthalmie. Th. Paris, 75, 1826.

Conaud. — Dissertation sur la cataracte. Th. Paris, 1827.

Hautrive. — De l'influence de la lumière sur les êtres organisés en général. Paris, th. 1828.

Richard. — Dissertation sur la cataracte. Th. Paris, 141, 1828.

Campaignac. — Propositions sur la cataracte. Th. Paris, 246, 1829.

Aubry. — Dissertation sur l'ophthalmie aiguë. Th. Paris, 89, 1829.

Duval. — Dissertation sur la cataracte. Th. Paris, 153, 1830.

Dupourqué. — Dissertation sur l'amaurose. Th. Paris, 285, 1830.

Bonnét. — Influence des professions sur la santé. Th. Paris, 213, 1832.

Weller. — Traité pratique et théorique des maladies des yeux. Trad. de l'allemand, 1832.

Lagarde. — Réflexions sur la cataracte. Th. Paris, 30, 1832.

Maunoir. — Quelques points de l'histoire de la cataracte. Th. Paris, 345, 1833.

Vaucel. — Quelques causes de maladies chez les ouvriers. Th. Paris, 1833.

Briquet. — De l'éclairage. Th. d'agrégation. Paris, 1837.

Massé. — Considérations sur la cataracte. Th. Paris, 157, 1837.

Velpeau. — Leçons orales de clinique chirurgicale, pub. par Pavillon, 1840.

Furnari. — Traité pratique des maladies des yeux. Paris, 1841.

Sanson. — Traité de la cataracte. Paris, in-8°, 1842.

Sappey. — Influence de la lumière sur les êtres organisés. Th. d'agrég. Paris, 1844, tom. 18.

Delucq. — Dissertation sur la cataracte. Paris. Th. 97, 1847.

Magne. — Hygiène de la vue. Paris, in-18, 1847.

Godefroy. — De la conjonctivite. Th. Paris, n° 37, 1847.

Guellin. — De l'éclairage. Th. Paris, 121, 1850.

A. Bossu. — Anthropologie, 2 vol. Paris, 1852.

Nélaton. — Éléments de pathologie chirurgicale. Paris, 1854.

Daverne. — De la cataracte. Th. Paris, 298, 1854.

Dumont. — Recherches statistiques sur les causes et sur les effets de la cécité. Paris, 1855.

Vidal de Cassis. — Pathologie externé, 5 volumes. Paris, 1855.

Michel Lévy. — Traité d'hygiène, 2 volumes in-8. Paris, 1859.

Mereau. — Thèse de Paris, n° 134, 1860. Dissert. sur l'héméralopie.

Vernois. — Traité pratique d'hygiène industrielle et administrative, 2 vol., 1860.

Servais. — Annal. d'oculistique, t. II, 1864.

Cochin. — La manufacture des glaces de Saint-Gobain de 1065 à
1865. Paris, in-8°, 1865.

Fano. — Traité pratique des maladies des yeux. Delahaye. Paris,
1866.

Sauzay. — La verrerie depuis les temps les plus reculés jusqu'à
nos jours. Paris, in-12, 1868. Bibl. des merveilles.

Tardieu. — Dictionnaire d'hygiène. Paris, 1868.

De Wecker. — Traité des maladies des yeux. Paris, 1868.

Barret. — De la lumière. Th. Montpellier, 13, 1870.

Duvernois. — Maladies des ouvriers de la Franche-Comté. Th.
Paris, 1870.

Klein. — Influence de l'éclairage sur l'acuité visuelle. Th. Paris,
1872.

Nodier. — Sur une ophthalmie causée par la lumière électrique.
Th. Paris, 1875.

Follin et Duplay. — Éléments de pathologie externe. Paris, 1875.

Chiray. — Causes anatomiques de la cataracte. Th. Paris 356,
1875.

Galezowski. Traité des maladies des yeux, in-8°. Paris, 1875.

Abadie. — Traité des maladies des yeux. Paris, 1877.

Littré et Robin. — Dictionnaire de médecine. Paris, Baillière,
1877.

Gosselin. — Clinique chirurgicale de la Charité, 1879.

Millot Carpentier. — Notes chirurgicales d'un médecin de
campagne. Cambrai, 1880.

Arnoult. — Traité d'hygiène. Paris, Baillière, 1881.

Ullmann. — Etiologie de la cataracte. Th. Paris, 22, 1881.

Becquerel. — Traité d'Hygiène. Paris, 1883.

Bouchardat. — Traité d'hygiène. Paris, 1883.

J. Henrivaux — Le verre et le cristal. Paris, 1883.

§ II. — *Articles de journaux, revues, etc, à consulter :*

Marten. — Statistique d'une usine métallurgique. Annal d'Hygiène 1862.

Furnari. — Voyage médical dans l'Afrique Septentrionale. Annal. d'Hygiène, 1845, tome 14, page 275.

Fournet. — Du rôle de la chaleur et de la lumière dans le développement de la choroïdite disséminée exsudative et atrophique. Recueil d'Ophthalmologie de Galezowski. Juillet 1879.

Galezowski. — Observation de cécité due à un jet de vapeur d'eau. — Société de biologie, 5 avril 1879.

Cohn. — Influence de la lumière électrique sur la vue. Recueil d'ophthalmologie de Galezowki. Juillet 1879.

1874 **The Clinic** — Cataracte.

Ritter. — Observation de cataracte double due à l'action d'une chaleur vive. Cité par Ullmann. Th. Paris, 1875.

Franz Faye. — Observation de cécité due à la foudre. Schmidt's Jahrb. supp. 1. p. 286.

1855. **Enquête** sur les professions nuisibles à la vue Archives générales de médecine.

L'hygiène et le choix des professions p. Ponanski Gazette des hôpitaux, 22 février 1868.

Landsberg. — Effets de la lumière sur la vue, p. 461. Tom 36 des Annales d'Hygiène.

Brown-Siquard. — Recherches expérimentales sur l'action de la lumière. Journal de physiologie, tome 2, 1859 et Comptes-rendus de l'Académie des Siences, t. XXV.

Causes de cataracte. Gazette des hôpitaux, p. 326-1857.

White Cooper. — La lumière artificielle, trad de l'anglais p. Testelin. Annales d'Oculistique Tome 4, 1855, p. 143.

Claude-Bernard. — Leçons sur la chaleur animale, et sur les effets de la chaleur en général. Revue Scientifique du 5 août 1871.

Merat. — Articles : professions et verriers, Dictionnaire des sciences médicales en 60 volumes, tome 45 et 57.

Hannover, traduit par **Beaugrand**. — Maladies des artisans Annales d'Hygiène publique, 1862.

Hirt. — Maladies des artisans. Annales d'hygiène, tome XLII, p. 241 et tome XLVI, p. 225.

Brière. — Clinique ophthalmologique, Gazette des hôpitaux, 6 avril 1876.

Petrequin. — Amaurose. Annales d'oculistique. Tome II, page 71.

Henrotay. — Amaurose. Annales d'oculistique. Tome XXVII, page 212.

Amaurose. — Gazette des hôpitaux p. 1180. 1872.

Hayem. — Revue des sciences médicales.

Javal. — L'éclairage électrique sous le rapport de l'hygiène de la vue, Journal d'Oculistique et de Chirurgie de Fano, n° 108, février 1882.

Mémoires de la Société médicale d'observation, t. I et tome VIII.

Desayvre. — Etude sur les ouvriers de Châtellerault, Annales d'hygiène. 2ᵉ série, tome V, pages 73 et 341.

Tillet. — Recherches sur les degrés extraordinaires de chaleur auxquelles les hommes peuvent résister, Mémoires de l'Académie des Sciences, 1763.

Vallin. — Recherches expérimentales sur l'insolation et sur les accidents produits par la chaleur, Archives de médecine 1870, 1871, 1872.

Warmont. — Contribution à l'étiologie de la cécité, Journal d'hygiène. 17 juin 1880 et Journal d'Oculistique et de Chirurgie de Fano, 1879-80, p, 251.

Recherches sur la vue dans les écoles et dans les ateliers, Lyon Médical, 1874.

Bastié. — De l'influence de quelques professions sur la santé, Courrier médical de Paris, 1ᵉʳ mars 1873.

Rapport du « Committee on industrial pathology. » Annales d'hygiène 1855.

Charcot. — Erythème produit par l'action de la lumière électrique

Comptes-rendus de la société de biologie. 2° série. Tome V, page 63.

Poncet. — La lumière électrique in Progrès médical 1879.

Layet. — Art. «glaces». Dictionnaire encyclopédique des sciences médicales. 4° série. T. 8.

Layet. — Art. « fer ». Dictionnaire encyclopédique des sciences médicales. 4° série. T. 1.

Warlomont. — Art. Cataracte, Dictionnaire encyclopédique des sciences médicales, tome 13.

Imprimerie A. Derenne, Mayenne. — Paris, boulevard Saint-Michel, 52.